SUPER KNIEBEUGEN

Aufbau von 30 Pfund Muskelmasse in 6 Wochen

CIP-Titelaufnahme der deutschen Bibliothek:
Randall J. Strossen, Ph.D.: Super Kniebeugen
8. Auflage Novagenics Verlag 2005

Titel der amerikanischen Originalausgabe: Super Squats,
erschienen bei IronMind® Enterprises

„...Wir beginnen diese Serie mit der Übung, die als die absolut beste und wichtigste Einzelübung betrachtet wird, um den ganzen Körper in Form zu bringen, die Gesundheit zu stärken, die Energieversorgung zu verbessern, die Funktion der inneren Organe zu stabilisieren, die besten Resultate bei der Gewichtszunahme zu gewährleisten, und die sportliche Leistungsfähigkeit im Ganzen zu steigern. Das ist eine ziemlich lange Aufstellung, aber wir sind der festen Überzeugung, daß sie absolut zutreffend ist; wir könnten eine ganze Reihe weiterer Vorteile dieser Übung anführen. Viel mehr noch, ich könnte ein ganzes Buch allein über diese eine Übung, ihre Durchführung, und ihre Ergebnisse schreiben...“ (Rader 1955a, S. 22)

Peary Rader
Gründer der Zeitschrift „Iron Man “
Herausgeber und Chefredakteur 1936-1986

„...Sind Kniebeugen die Schlüsselübung dieses Trainingsprogramms?“ fragte Eddie. „Kniebeugen sind die Schlüsselübung eines jeden Trainingsprogramms,“ antwortete der Studiobesitzer. „Dein Erfolg wird in Proportion zu der Mühe stehen, die Du in diese Übung investierst. Je schwerer Deine Kniebeugen, desto mehr wirst Du davon profitieren, und ohne sie wirst Du überhaupt nicht zulegen....“
(McCallum 1971, S. 78)

„...Wir können das Wesentliche ganz einfach zusammenfassen: Kniebeugen und Milch. Das ist der Kern des Ganzen. Schwere Kniebeugen und viel Milch, auch wenn dieses Prinzip schon zwanzig Jahre alt ist. Wenn Du es anzweifelst, laß Dir folgendes erzählen: Ich erhalte unzählige Briefe von Kraftsportlern aus dem ganzen Land, die das ‚Kniebeugen und Milch‘-Programm ausprobiert haben. Alle stimmen in einem Punkt überein: Sie nahmen durch dieses Programm in nur einem Monat mehr Gewicht zu, als durch andere Trainingsprogramme in einem ganzen Jahr oder mehr. Gewichtszunahmen von zwanzig bis dreißig Pfund in einem Monat sind nicht unüblich. Wenn Du nicht wenigstens zehn Pfund in einem Monat zunimmst, machst Du irgend etwas falsch...“
(McCallum 1968b, S. 13)

Danksagung

Ich möchte James E. Douglass, Andrew W. Jackson, John C. Grimek, Fred R. Howell, Joe Roark, Charles A. Smith, sowie Chester O. Teegarden und Dr. Terry Todd meinen herzlichen Dank aussprechen, da sie mir bei den Nachforschungen über eine wichtige Person dieses Buches geholfen haben: Joseph Curtis Hise. Um es ganz deutlich zu sagen: J. C. Hise ist die zentrale Figur in „Super Kniebeugen“, und ohne die großzügige Hilfe dieser Kraftsporthistoriker wäre er zu kurz gekommen. Eine gesonderte Erwähnung verdient James E. Douglass aus Monticello in Utah, dem ich den Großteil meines Wissens über seinen guten Freund, „Lil Yosie“, verdanke.

Widmung

Dieses Buch ist der Erinnerung an Mark Hamilton Berry und Joseph Curtis Hise gewidmet, die unseren Weg als erste beschritten haben, sowie Peary Rader und John McCallum, die diese Tradition aufrecht erhalten haben und mich das Wertvollste gelehrt haben, was ich heute über Krafttraining weiß.

Inhalt

Zu diesem Buch

Für den Fall, daß Sie kaum abwarten können, mit diesem Trainingsprogramm zu beginnen, wird Ihnen wahrscheinlich schon das erste Kapitel genug Information liefern, um zu starten und seine immensen Vorteile zu nutzen. Liebhaber der Kraftsportgeschichte, die Skeptiker, die stets präzise Beweise fordern und die einfach nur Neugierigen werden mit Sicherheit auf das zweite Kapitel gespannt sein. Kapitel drei und vier geben Ihnen umfangreiche Informationen an die Hand, inklusive aller Details, so daß Sie auf Ihrem Weg zu einem starken und muskulösen Körper voll gewappnet sind. Im fünften Kapitel werden die Feinheiten dieses Programms behandelt. Es führt Sie in den Schlüsselbereichen weit über die Grundlagen hinaus.

In „Super Kniebeugen“ wird ausschließlich über Männer gesprochen; folgerichtig stützen wir uns auf die Aussagen männlicher Referenten, da wir ja die Geschichte der Sportler aufzeichnen, die diese Techniken entwickelt und angewandt haben. Doch Frauen können ebensogut von diesem Trainingsprogramm profitieren, was Gewichtszunahme, Kraftsteigerung und die Verbesserung des Gesundheitszustandes angeht.

Auch im Bereich „Body Shaping“ stellt dieses Programm wahrscheinlich alles in den Schatten, was derzeit für Frauen angeboten wird, die ihren Brustkorb und die Form ihres Pos vervollkommnen möchten. Kurzum, gerade Frauen sollten unter die Hantelstange treten und ihre eigene Kraftsportgeschichte schreiben, indem sie ihre Körper ebenso nach eigenen Vorstellungen formen, wie es Männer schon seit einem halben Jahrhundert praktizieren.

Für einige Leser ist die Lektüre von Büchern mit Quellenangaben vielleicht neu. In diesen Werken kann man genau nachvollziehen, wo die Originalliteratur zu finden ist, die jeweils spezielle Aussagen des Autors belegt. „Super Kniebeugen“ wird aus gutem Grund in diesem Stil präsentiert, doch Sie können die Quellenangaben auch völlig außer Acht lassen.

Falls Sie andererseits ein bestimmtes Thema besonders interessiert oder Sie die Richtigkeit einer Behauptung in Frage stellen, haben Sie einen komplett dokumentierten Text zur Hand, der Ihnen ermöglicht, die angeführte Literatur im Detail zu durchleuchten. Selbst wenn Sie keiner einzigen Quellenangabe nachgehen, sollte dieses sorgfältig dokumentierte Buch sogar den größten Skeptiker davon überzeugen, daß dieses Trainingsprogramm seine Effizienz in der Realität wieder und wieder bewiesen hat und nicht einfach ein weiteres, kurzlebiges Mode-Training eines selbsternannten „Trainers der Champions“ ist.

Vorwort

Sie machen nun die ersten Schritte auf dem Wege zu einem unerhört wirkungsvollen Trainingsprogramm für Masse und Kraft, das sich mit jedem anderen Trainingssystem messen kann. Und doch ist dieses Programm so unkompliziert, daß Sie sich wahrscheinlich fragen werden, warum Sie noch nie davon gehört haben, besonders da die aus seiner Anwendung resultierenden Wirkungen – gleichwohl sie der Wahrheit entsprechen – wirklich sagenhaft erscheinen müssen.

Schon vor 25 Jahren hatte man bemerkt, daß das klassische Kniebeugenprogramm mit 20 Wiederholungen nur selten angewandt wurde, obwohl es phantastische Resultate hervorbrachte (Kallos 1963, S. 16). Dieser Umstand läßt sich durch den Trend zu mehr Isolationsübungen erklären; zudem galt das Kniebeugenprogramm schon damals als extrem hart. Diese Gründe erklären zwar die auch heute noch geringe

Akzeptanz dieser unvergleichlichen Trainingsmethode für Kraft- und Massegewinn, doch die wahren Ursachen sind weniger im Fitness-Studio als vielmehr im wirtschaftlichen Bereich zu suchen.

Kraftsport und alles, was damit zusammenhängt, ist zum „Big Business" geworden: Wettkämpfe, Ernährungszusätze, Trainingsmaschinen, Zeitschriften und Kleidung. Eine ganze Industrie ist aufgeblüht, wo vor wenigen Jahren noch nichts existierte oder lediglich ein paar Hersteller ums Überleben kämpften. Diese Geschäfte benötigen etwas von begreifbarem Wert, etwas Einmaliges, für dessen Erwerb andere Geld bezahlen, und das am besten wieder und wieder.

Das Kniebeugenprogramm mit 20 Wiederholungen dagegen läßt sich eigentlich nur schlecht vermarkten, da man zu seiner Anwendung so gut wie keine zusätzlichen Hilfen benötigt – weder geheimnisvolle Trainingspläne, noch aufwendige Geräte, chemische Hilfsmittel oder exotische Ernährungszusätze. Selbst den brilliantesten Marketingstrategen im Kraftsportbereich würde es wohl nicht gelingen, mit diesem Programm Geld zu verdienen, im Gegenteil: Wenn jeder Kraftathlet mit diesem Programm arbeiten würde, wäre ihre Existenz ernsthaft bedroht.

Wenn Sie zwanzig oder dreißig Pfund echte Muskelmasse in nur wenigen Wochen zulegen können und dabei herkömmliche Nahrungsmittel sowie einfaches Gerät benutzen, warum sollten Sie dann ein Vermögen für all den modischen Schnickschnack ausgeben? Sie würden leichten Herzens darauf verzichten. Natürlich sind die psychologischen Hintergründe modernen Konsumverhaltens höchst komplex. Sie könnten daher geneigt sein, den Versprechungen dieses Trainingsprogramms nicht zu glauben, allein aus dem Grund, daß es wirklich nichts für Sie zu kaufen gibt.

Tatsächlich wurde Joseph Curtis Hise, der Erfinder unseres Programms, bereits vor einem halben Jahrhundert mit diesem Problem konfrontiert. Einige Leute wollten ihm einfach keinen Glauben schenken, „...besonders seitdem wir versuchten, ihnen nur gute Ratschläge zu geben, statt ihnen etwas zu verkaufen..." (Berry 1933c, S. 17). Begehen Sie aber nicht den Fehler, zu glauben, daß Sie die Früchte dieses Systems kostenlos genießen dürfen: Wenn auch nicht mit Geld, so müssen Sie doch mit sehr harter Arbeit und einem eisernen Willen bezahlen.

Das hier beschriebene Trainingsprogramm ist ein Klassiker von hohem aktuellen Wert. Einer der heute renommiertesten Bodybuilding-Autoren sagte einmal darüber: Obwohl man heute nicht mehr viel von Kniebeugen mit Atemtechnik hört, seien sie doch unglaublich effektiv. Allein diese Übung habe im ersten Trainingsjahr seinen Brustumfang um „...volle 15 Zentimeter..." erhöht (Brainum 1988, S. 113).

Da Kniebeugen so enorme Auswirkungen auf das Muskelwachstum zugeschrieben werden, ist dieser Kraftsportübung erst kürzlich der Spitzname „the Natural Maxibolic" (etwa: das beste natürliche Wachstumsstimulans) verliehen worden (Coyle 1988, S. 62) und sie ist auf dem besten Wege, von heutigen Athleten wiederentdeckt zu werden. Wir dürfen nicht vergessen, daß Arnold Schwarzenegger die Grundlagen zu seinem Erfolg mit Bankdrücken und Kniebeugen gelegt hat, wobei er in die Fußstapfen seines großen Vorbilds Reg Park getreten ist (Schwarzenegger und Hall 1979). Reg Park selbst, der stets ein Kraftathlet unter vielen reinen Bodybuildern war, legte den Grundstock seiner Muskelentwicklung, indem er in den Aufbauphasen Kniebeugen im 20-Wiederholungs-System mit mehr als 300 Pfund absolvierte (Zeller 1988).*

Und was sagt Tom Platz zu diesem Thema? „...Sie brauchen Kniebeugen, um Ihr Bodybuildingpotential voll auszuschöpfen ... Kniebeugen sind eine Übung für den ganzen Körper..." (Charles 1988, S. 37).

Dean Tornabene ist mit Sicherheit der Mann, der die aktuellen Krafttrainingsprogramme am besten bewerten kann. Was also ist seine Meinung? „...Die Kniebeuge ist ein großartiges Wachstumsstimulans – nicht nur für die Beine, sondern auch für alle anderen Körperpartien. Ich sage oft, daß wenn ich ins Gefängnis müßte, und mir nur an drei Tagen in der Woche jeweils eine halbe Stunde Krafttraining gestattet wäre – ich würde allein Kniebeugen trainieren. Das ist alles..." (Charles 1988, S. 37).

---

* Anm. d. Verlegers: Um die Authentizität zu wahren, werden alle Angaben von Trainingsgewichten im folgenden in Pfund angegeben; ein am. Pfund entspricht 452 Gramm, also in etwa einem halben Kilo.

Heutzutage einen Gewichtheber zu treffen, der den Wert schwerer Kniebeugen nicht kennt, ist vermutlich schwieriger, als Gold in der Toilette zu finden. Seien Sie also unbesorgt, die Magie schwerer Kniebeugen wirkt heute noch genau so wie vor fünfzig Jahren – ganz gleich, ob Sie in einer kleinen Stadt im mittleren Westen oder in Santa Monica, Kalifornien, leben. Arbeiten Sie mindestens sechs Wochen mit diesem Programm! Bis dahin: Denken Sie positiv, geben Sie sich größte Mühe bei den schweren Kniebeugen, essen Sie viel und gut, trinken Sie große Mengen Milch und beginnen Sie schon einmal, für eine neue Garderobe zu sparen. Viel Glück!

Randall J. Strossen, Ph.D.
IronMind® Enterprises, Inc.
P.O. Box 1228
Nevada City, California 95959
U S A

P.S. Diesen Worten haben wir nichts mehr hinzuzufügen. Über Post bezüglich Ihrer Erfolge mit dem Super Kniebeugen-System freuen wir uns immer. Lassen Sie uns also wissen, wie sehr Sie von diesem einzigartigen Trainingsprogramm profitiert haben.

Ihr Novagenics-Team

1 Grundlagen

Einführung in das 20er-Kniebeugensystem

Von den Kraftsportveteranen einmal abgesehen, haben die meisten Athleten wahrscheinlich von der wirksamsten Methode zum Aufbau von Muskelmasse und Kraft noch nichts gehört, egal wieviel Eisen sie bereits in chromblitzenden, supermodernen Fitness-Studios gestemmt haben. Daher ist es für die profitorientierten Geschäftsleute im Fitness-Bereich auch so einfach, Privattrainerstunden, Designersweatshirts, immer neue Sportaustattungen, ausgefallene Trainingspläne, Mega-Sporternährungsmittel und Studios mit Markennamen auf den Markt zu bringen. Sie wollen Ihnen viel mehr verkaufen, als Sie eigentlich brauchen.

Bevor Sie das nächste Mal Ihre „Reeboks" schnüren, denken Sie einmal darüber nach, daß man auch auf „altmodische" Weise massig und stark werden kann. Vor einem halben Jahrhundert, eine Dekade vor Arnolds Geburt, konnten die Pioniere des Gewichttrainings – aus heutiger Sicht – nur über eine sehr dürftige Geräteausstattung verfügen und kannten darüber hinaus weder Ernährungszusätze noch Dopingmittel, die den Erfolg ungezählter Bodybuilding- und Gewichtheberchampions unserer Zeit begründet haben.

Doch auf der Basis einfachster Mittel haben diese Männer ein Trainingsprogramm entwickelt, das selbst auf den zierlichsten Körper unglaubliche Muskelmasse zu packen vermag, ein System, das heute noch genauso funktioniert wie damals. Sogar Sportler, die mit anderen Trainingsplänen keinen Erfolg hatten, legten plötzlich in nur ein oder zwei Monaten 20 und mehr Pfund Muskelmasse zu. Falls Sie Schwierigkeiten haben sollten, sich solche Resultate vorzustellen, schauen Sie sich beim Metzger einmal 20 Pfund mageres Rindfleisch an, und malen Sie sich aus, wie diese Masse an Ihrem Körper, verteilt auf Brust, Schultern, Arme, Rücken und Beine, aussehen würde. Ein solcher Trainingserfolg kann Ihr ganzes Leben verändern und einen spindeldürren Schwächling in einen gestandenen Mann verwandeln, der nicht länger vor dem Gedanken zittern muß, am Strand Sand ins Gesicht gekickt zu bekommen.

Das Trainingssystem, das diese Resultate hervorbringt, ist einfach gestrickt, aber nicht leicht durchzuführen. Seine Anwendung baut harte Muskelmasse auf, steigert die Kraft enorm und hat anhaltende Auswirkungen auf das Herz-Kreislauf-System. Den einzigen Nachteil, den Sie dabei in

Kauf nehmen müssen, ist der, aus Ihrer Kleidung herauszuwachsen. Der Kern dieses historischen Programms besteht aus einem Satz Kniebeugen – mit zwanzig Wiederholungen. Kein Witz: Wirklich nur ein Satz. Zusätzliche Übungen sind eigentlich nicht erforderlich, höchstens zwei oder drei Sätze von einigen anderen Grundübungen.

Die Gefahr dabei ist allein, *zu viele* zusätzliche Übungen zu machen. Mit einem Satz Kniebeugen sowie einigen Sätzen Bankdrücken und vorgebeugtem Rudern als Basisprogramm ist dieses System wohl kaum zu vergleichen mit den mehrstündigen Trainingseinheiten, die bei heutigen Bodybuilding- und Gewichtheberstars üblich sind, geschweige denn mit den Trainingsprogrammen, die in den Hochglanzmagazinen der Kraftsportszene präsentiert werden. Um es aber deutlich zu sagen: Dieser eine Satz Kniebeugen mit zwanzig Wiederholungen ist nicht das, was Sie vielleicht von Ihrem bisherigen Training her gewohnt sind. Was immer unser Konzept an Komplexität oder Umfang vermissen lassen mag, es wird durch ein Höchstmaß an Intensität mehr als wettgemacht.

Neben den Kniebeugen mit zwanzig Wiederholungen, im folgenden schlicht „20er-Kniebeugen" genannt, sollten Sie eine Menge Vollwertkost verzehren, mindestens zwei Liter Milch am Tag trinken und sich zwischen den erforderlichen zwei oder drei Trainingseinheiten pro Woche viel Ruhe gönnen. Das ist alles: Ein Satz von zwanzig Kniebeugen, ein paar andere Grundübungen, viel gutes Essen, Milch und

Erholung. Aber diese Kniebeugen! Die Ausführung der 20er-Kniebeugen ist an sich ebenso simpel wie das gesamte Programm: Erstens: Beladen Sie die Hantelstange mit dem Gewicht, das Sie normalerweise für zehn Wiederholungen verwenden. Dann machen Sie zwanzig Wiederholungen – kein Scherz. Zweitens: Bei jeder Trainingseinheit steigern Sie das Gewicht um wenigstens fünf Pfund.

Diese beiden Besonderheiten trennen aber die Männer von den Schwächlingen. Gleichzeitig bringen sie echte Ergebnisse, da hier den beiden Hauptprinzipien des Krafttrainings Rechnung getragen wird: Überlastung und progressiver Widerstand. Das Überlastungsprinzip besagt schlicht und einfach, daß Muskelumfang und Kraft nur dann fortlaufend gesteigert werden können, wenn das Gewicht beim Training ebenfalls kontinuierlich erhöht wird. All die bekannten Klischees wie z.B. „No Pain, no Gain" bringen im Grunde dieses Überlastungsprinzip zum Ausdruck.

Das Prinzip des progressiven Widerstandes finden wir schon bei Milon von Kroton, der im antiken Griechenland jeden Tag ein Kalb über eine bestimmte Wegstrecke trug. Das Kalb wuchs mit der Zeit, und ebenso wuchs auch Milon. Durch die ständig wachsende Anstrengung wurde er zunehmend größer und stärker. Bei jeder Trainingseinheit fünf oder zehn Pfund mehr zu bewältigen, ist im Grunde das Gleiche, wie über einen längeren Zeitraum ein heranwachsendes Kalb zu tragen; die meisten Leute, besonders die Stadtbewohner, arbeiten aber wohl lieber mit der Hantel.

Zurück zu den Kniebeugen. Beladen Sie die Hantel mit Ihrem normalen Gewicht für zehn Wiederholungen, wickeln Sie ein Handtuch um die Stange, um den Druck auf den oberen Rücken und die Schultern etwas abzupolstern, treten Sie unter die Stange, und heben Sie die Hantel aus dem Kniebeugenständer. Treten Sie nun einen Schritt zurück, atmen Sie zwei- oder dreimal tief ein, und führen Sie die erste Wiederholung aus. Nichts Besonderes bis hierher, nur eine gewöhnliche, tiefe Kniebeuge. Die Oberschenkel sollten sich im tiefsten Punkt der Bewegung etwa parallel zum Boden befinden, ehe Sie wieder hinaufgehen.

Bei der fünften Wiederholung sollten Sie vollständig aufgewärmt sein, und die notwendige, tiefe Atmung stellt sich von selbst ein. Nach der zehnten Wiederholung ist Ihr Körper eigentlich am Ende. An diesem Punkt ist allein Ihr Wille entscheidend, ob Sie fortfahren oder angesichts der Herausforderung, zwanzig Wiederholungen zu schaffen, vorzeitig aufgeben. Drei tiefe Atemzüge, positives Denken („Komm schon, vorwärts", „Come on, Baby", „Du kannst es schaffen", „Nur runter und wieder rauf", „Drüüück") und die elfte Wiederholung ist Geschichte. Die gleiche Prozedur bei ein oder zwei weiteren Wiederholungen, dann werden Atmung und geistige Einstellung noch wichtiger. Sie machen jetzt bereits fünf oder zehn tiefe Atemzüge vor jeder Wiederholung, und Ihr Bewußtsein erbebt auf psychodelischen Level. Doch Ihre innere Überzeugung, wild wie ein Ninja-Krieger, bringt Sie durch die fünfzehnte Wiederholung.

Nun verändert sich das Spiel erneut: Nicht nur, daß Atmung und Aufmunterungsparolen noch mehr an Bedeutung gewinnen, jetzt wird auch jede einzelne Wiederholung zu einem Ereignis, das wie in einer von Zeit und Raum isolierten Kapsel stattfindet. Sie selbst sind beinahe mehr Beobachter als Ausführender. Wenn Sie jetzt der Mut verläßt, war alles umsonst. Also: Entweder bleiben Sie hart und wachsen, oder Sie geben nach und bleiben schmächtig.

Bei der sechzehnten Wiederholung schneidet die Stange tief in den Rücken und drückt Ihren Körper derart in Richtung Boden, daß Sie ein ganz neues Gespür für Newtons Gesetz der Schwerkraft entwickeln. Ihr Schnaufen klingt wie von einer Dampfmaschine und Ihre Beine werden vermutlich zu zittern beginnen. Sie setzen alle Willenskraft ein, um diese Wiederholung durchzustehen und denken daran, daß alles zuvor nur ein Aufwärmen für die letzten Wiederholungen war – die Wiederholungen, die wirklich Muskelwachstum auslösen. Die Umgebung, ja selbst Ihre Empfindungen sind jetzt total ausgeblendet, allein der monotone Ablauf bestimmt die Situation: Atmen, herab in die Kniebeuge, hinauf in den Stand.

Wenn Sie erst einmal die achtzehnte Wiederholung hinter sich haben und Ihr Wille noch ungebrochen ist, werden Sie den Satz garantiert auch komplett zu Ende bringen. Denn das, was für Sie das Wichtigste auf der Welt geworden ist, nämlich diese zwanzig Wiederholungen zu schaffen, ist nun in Reichweite. Jetzt ist es völlig egal, ob Sie für jede dieser zwei letzten Wiederholungen zehn tiefe Atemzüge benötigen, wenn Sie buchstäblich wild werden, im Gesicht purpurrot anlaufen und beim verzweifelten Kampf auf dem Weg aus der Kniebeuge nach oben zittern wie Espenlaub. Sie werden Ihren Sieg jetzt nicht mehr verschenken.

Wenn Sie die zwanzigste Wiederholung abgeschlossen haben und es Ihnen gerade noch gelingt, die Hantel in den Kniebeugenständer zurückzulegen, Sie sich, total erschöpft, kaum noch auf den Beinen halten können, dann lassen Sie sich auf eine Bank fallen, um mit einem Satz leichter Überzüge Ihren Brustkorb zu strecken. Auf diese Weise wird der Brustkasten für die neu gewonnene Muskelmasse gedehnt. Nachdem Kniebeugen und Überzüge absolviert sind, können Sie hinausgehen, sich möglicherweise übergeben, denken, daß Sie noch nie so erschöpft waren – was auch immer. Vielleicht sind Sie sogar nicht einmal mehr in der Lage, eine Treppe hinabzusteigen, doch das alles ist jetzt nebensächlich. Sie haben es vollbracht. Ruhen Sie sich nun gut aus, trinken Sie Ihre Milch und wiederholen dieses Training in zwei oder drei Tagen. Dann geht die ganze Prozedur wieder von vorn los, diesmal mit fünf Pfund mehr Gewicht.

Schwächlinge haben im 20er-Kniebeugenprogramm nichts zu suchen, doch den Enthusiasten, die diesem Trainingssystem gewachsen sind, sei eines versichert: Egal wie schlecht die körperlichen Voraussetzungen sind, sie werden massiger und stärker werden als Sie es jemals für möglich gehalten haben. *Ohne* Dianabol, Nautilus-Maschinen oder verzweigtkettige Aminosäuren. Nur durch einen Satz Kniebeugen mit 20 Wiederholungen, viel Milch, ausreichend Schlaf und dem festen Willen, unter der Hantelstange stets aufs Neue zu beweisen, daß man das schwache Fleisch besiegen kann.

2 Die beste Übung für Kraftsportler

Ein Einblick in die Geschichte der Kniebeuge

Wegen ihrer wunderbaren Auswirkungen auf den gesamten Körper lohnt sich eine nähere Betrachtung der Kniebeuge. Da gibt es keinen besseren Weg der Würdigung, als einen kurzen Blick auf ihre Geschichte zu werfen. Sie werden bald verstehen, warum die Kniebeuge ohne Einschränkung als Übung der ersten Wahl gilt, ungeachtet dessen, ob Sie in erster Linie Körperbau, Kraft, Gesundheit oder alles zusammen verbessern möchten.

Wenn Sie an den Aufbau Ihres Körpers denken, stellen Sie sich wahrscheinlich zunächst muskulöse, starke Arme und Schultern sowie einen massiven, kräftigen Brustkorb vor, nicht aber starke Beine. Warum also all das Gerede über Kniebeugen? Dieses scheinbare Paradoxon ist schon vor mehr als 50 Jahren gelöst worden: „...Langjährige Praxis hat alle

Zweifel ausgeräumt: Die unbestritten beste Methode, den Brustkorb zu vergrößern, ist hartes Beintraining. Dies deckt sich mit den Erfahrungen aller Sportler, die diese Theorie ausprobiert haben – eine Verbesserung im Schulter- und Armbereich tritt erst dann ein, wenn das Leistungsniveau der Beine und des Rumpfes angehoben worden ist..." (Berry 1933b, S. 17). Um es auf einen Nenner zu bringen: Der schnellste Weg zu massigen Armen und Schultern sowie einer gewaltigen Brust führt über schweres Beintraining.

Wenn es allmählich so klingt, als seien Kniebeugen das Zaubermittel schlechthin, dann nur deswegen, weil sie bei richtiger Ausführung eher als alles andere positive Veränderungen – sprich Muskelaufbau – auslösen. Wie bei fast allen funktionierenden Konzepten sind die heute zur Verfügung stehenden hochwirksamen Kniebeugenprogramme das Ergebnis jahrelanger Versuche und Verbesserungen. Tatsache ist: Dringen Sie tiefer in die Materie ein und suchen nach soliden empirischen Beweisen für die beste Methode, Kraft und Masse aufzubauen, schlägt das „Super Kniebeugen"-System alle anderen Programme um Längen.

Bis in die frühen zwanziger Jahre führten amerikanische Athleten die Kniebeuge auf den Zehenspitzen aus, wobei sie nur leichte Gewichte benutzen konnten. Kniebeugen hatte ihren vollen Wert bis dahin noch nicht unter Beweis stellen können. Erst der deutsche Emigrant Henry „Milo" Steinborn führte in seinem neuen Heimatland die Technik ein, sehr schwere Kniebeugen mit vollständig aufgesetzten Füßen zu absolvieren (Paschall 1954b). Henry Steinborn hatte sein Krafttraining während des 1. Weltkrieges in einem australischen Konzentrationslager aufgenommen. 1920 gewann er den Schwergewichtstitel bei den deutschen Gewichthebermeisterschaften. Ein Jahr später wanderte Steinborn in die Vereinigten Staaten aus (Klein 1964). Einer seiner berühmtesten Kraftakte bestand darin, eine mehr als 550 Pfund schwere Langhantel aufzunehmen, auf den Schultern abzulegen, eine Kniebeuge zu machen, und sie auf gleiche Weise wieder abzulegen!

So beeindruckend dieser Kraftakt auch war, seine wirkliche Bedeutung liegt in der Tatsache, daß Steinborn ein Meister der Schnellkraft-Techniken war – er kam im Umsetzen und Drücken ebenso wie im Reißen ohne Schwierigkeiten an den damaligen Weltrekord heran. Diese Leistungen wurden hauptsächlich auf seine enorme Beinkraft zurückgeführt (Willoughby 1981). Als weiterer überzeugender Beweis für den Nutzen schwerer Kniebeugen mag der Umstand gelten, daß Henry Steinborn seinerzeit als stärkster Mann der Welt angesehen wurde (Rader 1956a) – ein bemerkenswerter Titel für einen „nur" 1,72 m großen und etwas über 180 Pfund schweren Mann (Willoughby 1970).

Zu Beginn unseres Jahrhunderts brachte Alan Calverts „Milo Barbell Company", erster Hersteller von verstellbaren Langhanteln, ein Bodybuilding-Magazin namens „Strength" heraus, das den Verkauf der firmeneigenen Produkte fördern sollte (Willoughby 1970). Als in den dreißiger Jahren der Besitzer wechselte und einige Veränderungen im Management folgten, wurde der junge Mark H. Berry Chefredakteur dieser Zeitschrift (Smith 1988a). Berrys Verdienste um den Kraftsport fallen unbestritten mit seinem Amt als Trainer des amerikanischen Gewichtheberteams bei den Olympiaden 1932 und 1936 zusammen (Grimek 1988), aber zweifelsohne hat er den weitreichendsten und dauerhaftesten Beitrag für die Schwerathletik geleistet, als er sich für die schwere Kniebeuge aussprach und diese Übung nachhaltig förderte.

Der Siegeszug schwerer Kniebeugen resultierte natürlich aus der ganzen Publicity, die Mark Berry Henry Steinborn zuerkannte (Todd 1988). Mark trainierte in Siegmund Kleins Studio. Dort konnte man Steinborn häufig bei der Kniebeuge beobachten, die er gemeinsam mit dem berühmten Besitzer dieses Studios trainierte, dem phantastisch gebauten Leichtgewichtschampion im Gewichtheben dieser Ära: Sig Klein (Hise 1940b; Klein 1964). Mit Henry Steinborn und Sig Klein hatte Mark Berry den lebenden Beweis vor Augen, daß schwere Kniebeugen mit flach aufgesetzten Füßen eine unschlagbare Übung darstellen.

So ging er daran, die Welt zu verändern, indem er diese Botschaft verbreitete. Und wann immer Mark Berry eine zusätzliche Aufmunterung brauchte, um das zu glauben, was er anderen zur Nachahmung empfahl, reichte ihm dafür ein Blick in den Spiegel: Er selbst hatte durch Kniebeugen mehr als 50 Pfund Muskeln auf seine schmale Körperstruktur gepackt (Rader 1941). Mit Hilfe von Kniebeugenständern trainierten viele von Mark Berrys Schülern in den dreißiger Jahren schwere Kniebeugen mit flach aufgesetzten Füßen. Hatten sie sich einmal zu Gewichten im Bereich zwischen 300 und 500 Pfund hochtrainiert, begannen sie in einer zuvor nie für möglich gehaltenen Geschwindigkeit an Muskelmasse zuzulegen (Paschall, 1954b). Der Zuwachs in diesem Abschnitt des Trainings war sogar so beeindruckend, daß man von Mark Berry gemeinhin behauptete, er habe ein neues Zeitalter eingeläutet, da er so großen Wert auf intensives Training der großen Muskelgruppen legte (Wright 1934, S. 33). Die „Milo"-Publikationen waren voll von dramatischen Erfolgsstories, die alle auf dieser Methode basierten (z.B. Berry 1933d, 1934; Rader, ca. 1938, 1941).

Unter Berrys Schülern aus dieser Zeit ist besonders ein Mann zu nennen, der von allen Fachleuten übereinstimmend als das herausragendste Beispiel – wenn nicht gar die Verkörperung – der fantastischen Ergebnisse von Berrys Trainingsmethoden bezeichnet wird: der einzigartige Joseph Curtis Hise (Smith 1988a). Angeregt durch Mark Berrys Artikel (Berry 1931, 1933a), brachte J. C. Hise durch sein originelles und selbst angewandtes Masseaufbau-Konzept den Ball erst richtig ins Rollen (Berry 1932a). Hise feilte so lange an den Details seiner Methoden, bis er sich in eines der ersten dreihundert Pfund-„Monster" verwandelt hatte (Paschall 1954b, S. 16). Ohne Sie auf dieses extreme Leistungsniveau drängen zu wollen, möchten wir Ihnen doch beibringen, die von J. C. Hise entwickelten Grundprinzipien anzuwenden, die gleichen Prinzipien, die dem Durchschnittsmann seit mehr als fünfzig Jahren geholfen haben, massig und stark zu werden (Howell 1988b). Da J. C. Hise mehr als jeder andere die „große Kniebeugen-Manie" auslöste und förderte (Rader, ca. 1938, S. 10), wird es nun höchste Zeit, mehr von diesem Mann zu erzählen, der als „wahres Genie unseres Sports" (Smith 1988b, S. 2) und „unbestrittene Autorität" (Jackson 1988) bezeichnet wurde.

Joseph Curtis Hise war eine schillernde Persönlichkeit; viele der von ihm eingeführten Trainings- und Ernährungsprogramme können auch heute noch neben den modernsten Methoden zur Entwicklung von Masse und Kraft bestehen. Trotz jahrelangen Krafttrainings stagnierte das Körpergewicht des 1,73 m großen J. C. Hise zunächst bei etwa 80 kg.* Da er mit seiner Entwicklung unzufrieden war, versuchte er es mit schweren Atemkniebeugen und vielen Wiederholungen. Daraufhin legte er in nur einem Monat 20 Pfund Gewicht zu, ein Fortschritt, der so bemerkenswert war, daß ihm zunächst niemand glauben wollte (Rader 1956). Über diesen Aufbauerfolg bemerkte Hise später, „...die Geschichte schlug ein wie eine

---

* J. C. Hise' tatsächliche Körpergröße ist wohl nicht mehr präzise zu ermitteln, die Angaben bewegen sich zwischen 1,73 m (Rader 1956) bis 1,78 m (Drummond 1934a). Hise selbst vertrat die Theorie, daß die Größe eines Kraftathleten vom Körpergewicht abhängt (Hise 1940a). Die unterschiedlichen Größenangaben stehen jedenfalls im Einklang mit seiner Theorie, da Hise 80 kg wog, als seine Größe mit 1,73 m angegeben wurde und über 110 kg bei überlieferten 1,78 m Körpergröße!

Bombe...“; selbst der ehrenwerte Mark Berry veröffentlichte die Story nicht, ehe sie durch Zeugen glaubhaft belegt worden war (Hise 1940b, S. 14).

Am eigenen Körper dokumentierte Joseph Curtis Hise die überaus wirksame Natur seiner Formel: Schwere Atemkniebeugen + vollwertige Ernährung + Milch + Ruhe = unglaubliche Zunahme an Muskelmasse und Kraft. Und seit Hise im Freien trainierte, indem er einen Kniebeugenständer aus Ästen benutzte, der gegen die Wand eines Schuppens gelehnt war (Teegarden 1988a), hatte er auch bewiesen, daß selbst das einfachste Gerät unter ungünstigsten Umständen bei richtiger Anwendung dramatische Ergebnisse hervorbringen kann. Hise warnte all jene, die seinem Programm folgen wollten, daß sie „...ihre Kleidung nach kurzer Zeit wegwerfen...“ müßten (Berry 1932b, S. 17).

„Bruder Hise“ (wie Mark Berry ihn nannte) fuhr damit fort, Masseaufbau- und Kraftprogramme zu entwickeln, die auf Übungen wie schweren Atemkniebeugen, sehr schwerem Schulterheben (Shrugs) unter Beachtung der Atmung (siehe Howell 1967, 1986) und schwerem Kreuzheben mit durchgestreckten Beinen, ausgeführt auf einer Plattform, basierten (siehe Eells 1940a und Rader 1956). In dieser Hinsicht ist Hise' Bedeutung „...kaum zu überschätzen...“ (Roark 1988, S. 1). Der Kraftsporthistoriker Charles A. Smith schrieb, daß J. C. Hise – mehr als irgendein anderer Mann – „...den Anspruch erheben kann, Vater des amerikanischen Gewichttrainings genannt zu werden...“ (Smith 1988a, S. 2). J. C. Hise' Drang, mit schweren Gewichten zu arbeiten, wurde nur von seinem Appetit auf alles Eßbare übertroffen. Er war bekannt dafür, unglaubliche Portionen vertilgen zu können. Die folgende Darstellung – einem Bericht über die Nationale Gewichthebermeisterschaft im Jahre 1934 entnommen – gibt uns eine Vorstellung davon, was Hise alles essen konnte, was sein Können als Gewichtheber angeht, und warum er als überaus interessanter Charakter gilt:

„...Hise begann am 4. Mai, für die Meisterschaften zu trainieren. Er hatte nur zwei Wochen Zeit, um sich auf den Wettkampf vorzubereiten. Am 20. Mai, einem Sonntag, machte er sich auf den Weg nach New York. Als Schwarzfahrer kam er mit der Bahn bis Pittsburgh, wo er von Eisenbahndetektiven erwischt wurde und einen Tag und eine Nacht im Gefängnis verbringen mußte. Von da an setzte er seine Reise nach Philadelphia im Frachtwaggon fort und konnte sich so zwei ruhige Tage gönnen, bevor er die große Stadt (Brooklyn, New York) erreichte. Sie hätten diesen ‚Berg von einem Mann' essen sehen sollen, als er bei ‚Philly' einkehrte. Er hatte bereits seit einigen Tagen nicht regelmäßig gegessen, als er sich kurz nach Mitternacht an den Tisch setzte und über zwei Stunden in einem durch aß. Dabei verkonsumierte er fast zwei Liter Kaffee, viel Wasser und eine ungeheure Menge feste Nahrung..." (Drummond 1934b, S. 42).

Nebenbei bemerkt, J. C. Hise belegte bei diesen Meisterschaften den dritten Platz. Auch der große John C. Grimek konnte den Sieg nicht erringen, obwohl er als „...der mit

Sicherheit stärkste Mann des Wettkampfes…" galt (Drummond 1934b, S. 43). Indem er schwere Atemkniebeugen mit reichlich Nahrung kombinierte, brachte es J. C. Hise zeitweise auf über 300 Pfund Körpergewicht. Die beeindruckendsten Auftritte lieferte er allerdings mit einem Gewicht um 265 Pfund (Howell 1988a).

Hise war also eine imposante Erscheinung, doch war er auch entsprechend stark? Die Antwort kann nur „ja" lauten. Einige Fachleute mögen Vorbehalte gegen die These des britischen Gewichtheberexperten W. A. Pullum geltend machen, der Kreuzheben für „…die grundlegende Prüfung der Körperkraft…" hält (Willoughby 1970, S. 51), doch kann diese Übung hier wohl ebenso gut wie jede andere als Beispiel für Hise' Fähigkeiten dienen. 1935 bewältigte J. C. Hise im Kreuzheben 700 Pfund (Hise 1941). Dies wäre auch noch dreißig Jahre später, etwa bei den ersten („offiziellen") Nationalen Powerlifting-Meisterschaften, eine exzellente Leistung gewesen. J. C. Hise' Ergebnisse verdeutlichten die durch schwere Atemkniebeugen erzielbaren Erfolge (Howell 1978); auch andere experimentierfreudige Kraftsportler begannen nun, sich für Kniebeugen zu interessieren.

Der nächste große Schritt in der Entwicklung der Kniebeuge läßt sich auf Roger Eells Untersuchungen in den 30er Jahren zurückführen, die die Bedeutung der richtigen Atemtechnik vor die des Gewichtes stellten (Paschall 1954b). In der Tat konnten Eells Schüler – sie luden oft weit weniger als ihr Körpergewicht auf die Hantelstange, machten aber viele tiefe

Atemzüge vor jeder Wiederholung – mit diesen „Atemkniebeugen" die gleichen Gewichtszunahmen wie durch Kniebeugen mit hohem Gewicht verbuchen, eine Zunahme der Körperkraft stellte sich allerdings nicht ein (Rader 1956b, S. 20).* Alle Erklärungen, warum leichte Atemkniebeugen sich als so effektiv erwiesen haben, konzentrieren sich auf zwei Punkte: Sie isolieren die entscheidende Wachstumsvariable in der Übungsgleichung – tiefe Atmung – und sparen Energie für das Wachstum auf, da sie weniger Beinkraft erfordern (Eells 1940a).

Wie schon Mark Berry zuvor, war nun auch Roger Eells überzeugt, daß die beste Methode, an Oberkörpermasse zuzulegen, die ist, generell an Körpergewicht zu gewinnen: „...die beste Methode, an Körpergewicht zuzulegen, ist die, sich auf die Brust zu konzentrieren ... und die beste Methode, sich auf die Brust zu konzentrieren, ist, sich auf die Beine zu konzentrieren ... wenn man sich auf Beintraining konzentriert, hat man keine andere Wahl als die *Atemkniebeuge...*" (Eells 1940b, S. 5). So wurde ein grundlegender Prozess festgeschrieben: Atmen, Kniebeugen, Wachstum.

---

* Ein Kraftzuwachs durch Atemkniebeugen mit nicht mehr als dem Äquivalent des Körpergewichts auf der Hantelstange ist selten, aber nicht unmöglich. Hise z.B. gelang es einmal, seine als „Sakramento-Trio" bekannten Schüler (Lewis Parker, Bob Munfrey und John Hechtman) zu überreden, diese „Kinder"-Kniebeugen auszuprobieren, obwohl die drei nur ungern von den schweren Gewichten ließen. Dabei vergrößerte sich nicht nur ihr Brustumfang, auch ihre Leistungen in der Kniebeuge mit Maximalgewicht verbesserten sich (Hise 1940b).

Unabhängig von den Vorbildern, die Milo Steinborn und J. C. Hise darstellten war die Kniebeuge nun auf dem besten Weg, als Übung der ersten Wahl anerkannt zu werden. Als Mark Berry und Roger Eells schließlich dem Kraftsport den Rücken kehrten, tauchten schnell neue Befürworter der Kniebeuge auf. Zwei von ihnen verdienen unsere besondere Aufmerksamkeit: Peary Rader und John McCallum.

Peary Rader, Gründer der Zeitschrift „Iron Man" und gleichzeitig über fünfzig Jahre lang ihr Verleger und Chefredakteur, erzielte durch das Kniebeugenprogramm „...nach zwölf Jahren fruchtlosen Trainings mit allen anderen Systemen..." schon im ersten Monat eine Gewichtszunahme von 10 Pfund, und von knapp 100 Pfund im darauf folgenden Jahr (Rader 1964, S. 24). Wie bei vielen anderen auch, resultierte Pearys Erfolg daraus, daß er über Hise' Trainingssystem gelesen hatte, mit ihm korrespondierte und dann seinen Rat befolgte (Rader, ca. 1938).

In den zwei Jahren, die er nach dem Kniebeugenprogramm trainierte, verwandelte sich Peary von einem 1,83 m großen und nur 128 Pfund leichten – nach eigener Beschreibung – „...spindeldürren Schwächling, der nicht einmal die Kraft hatte, einen regulären Job länger als einen Monat durchzustehen..." in einen echten Gewichtheberchampion. Diese Metamorphose war durchaus kein Einzelfall, wie Peary schrieb (Rader 1956b, S. 18). Er kombinierte die besten Bestandteile der vorherrschenden Trainingssysteme und stellte folgende Richtlinien als beste Grundformel für Kniebeugen auf:

zwanzig Wiederholungen mit soviel Gewicht, wie man bewältigen kann sowie drei tiefe Atemzüge vor jeder Wiederholung (Rader 1964). Für eine Weile war Peary der einzige Verfechter der Kniebeuge. Bob Hoffman, der zweite wichtige Verleger der Kraftsportbranche, hielt die Übung dagegen für schädlich (Rader 1955a). Später aber revidierte Hoffman seine Meinung und nutzte seine Zeitschriften sogar, die Vorteile von Kniebeugen noch mehr Leuten zugänglich zu machen.

Wie schon Peary Rader, startete auch John McCallum seine Kniebeugenkarriere als unscheinbarer Mann von 1,83 m Größe und 140 Pfund Gewicht. In weniger als drei Jahren packte auch er über 100 Pfund Muskelmasse auf „...den ungünstigsten Knochenbau, den man sich vorstellen kann..." (McCallum 1963, S. 48). Und um die Tradition fortzuführen, daß eine Kniebeugen-Erfolgsstory die nächste inspiriert, sollte man erwähnen, daß John McCallum mit Kniebeugentraining begann, nachdem er alte Ausgaben des „Iron Man" gelesen hatte, in denen Kniebeugen im 20er-System als „...großartiges Wachstumsstimulans..." gepriesen wurden.

Daraus „...lernte John, Kniebeugen, Kniebeugen und nochmals Kniebeugen zu machen..." (Rader 1967, S. 14). Seine eigenen Erfolge hatten ihn bekehrt und Mitte der sechziger Jahre begann John eine Serie unter dem Titel „Der Schlüssel zum Erfolg" zu schreiben, erschienen in der heute nicht mehr existierenden Zeitschrift „Strength & Health", die seinerzeit von Bob Hoffmans „York Barbell Company" herausgegeben wurde. Johns ungeheuer populäre und hochgelobte Serie verband eine außergewöhnliche Ausdrucksfähigkeit mit präziser Kenntnis der Kraftsportgeschichte. Diese Serie gilt heute als Klassiker und jeder, der nur einige von John McCallums Artikeln liest, müßte mehr als engstirnig sein, die einleuchtende Tatsache zu verneinen, daß schwere Kniebeugen Wunder bewirken. Für diejenigen unter uns, die mit der Geschichte aufwuchsen, wie John den Freund seiner Tochter, Marvin, von einem Schwächling in einen Muskelmann verwandelte und darüber hinaus Johns umfassende Trainingstips verfolgten, die an seinen Freund Ollie adressiert waren – wir sind stets gut unterhalten worden und waren vom offensichtlichen Wert schwerer Kniebeugenprogramme mehr als beeindruckt.

Erinnern Sie sich noch, was Mark Berry und Roger Eells über Kniebeugen sagten? Hören Sie John McCallum zu diesem Thema: „...Die Muskelmasse am Oberkörper wird von der Größe Ihrer Brust bestimmt, und die Größe Ihrer Brust wird vom Umfang Ihres Brustkorbs bestimmt ... Der sicherste und schnellste Weg, Ihren Brustkorb zu vergrößern, ist die Kombination von tiefer Atmung und schwerem Beintraining ... Schweres Beintraining und tiefe Atmung läßt Ihre Träume wahr werden..." (McCallum 1963, S. 24). Dies sollte jetzt ein gewohnter Refrain sein.

Paul Anderson, vielleicht der stärkste Mann, der je gelebt hat – mit Sicherheit aber der Welt stärkster Mann seiner Zeit – war der letzte amerikanische Super-Schwergewichtler, der eine olympische Goldmedaille im Gewichtheben gewann

(1956 in Melbourne) und der letzte Kraftathlet, der in jedem Haushalt der Vereinigten Staaten bekannt war.* Falls Sie etwa glauben, ich würde Paul Andersons Popularität übertreiben, dann sollten Sie wissen, daß er vom U.S. Außenministerium für eine weltweite Goodwill-Tour ausgewählt wurde (Rader 1956c), über die alle Medien im großen Stil berichteten (Paschall 1956). Ein kurzer Rückblick soll die bedeutende Rolle demonstrieren, die Kniebeugen für Pauls dramatische Erfolge im Gewichtheben spielten.

Paul begann als 1,75 m großer und 190 Pfund schwerer Teenager mit dem Krafttraining. Er wollte damals seine Leistungen im Football verbessern. Durch ein Training, das „...fast ausschließlich..." aus Kniebeugen sowie „...vielen Li--tern Milch..." am Tag bestand, wog Paul bald 275 Pfund und bewältigte in der Kniebeuge Gewichte um 600 Pfund (Rader 1961, S. 20f). Kurz darauf begann Paul, die Liste der Gewichtheber-Rekorde neu zu schreiben: Nach nur zwei Jahren Training war er in der Lage, Kniebeugen mit phänomenalen Gewichten zu absolvieren und erzielte neue Weltrekorde in

* Ich bin mir der Tatsache bewußt, daß Titel wie „stärkster Mann der Welt" oft mißbraucht worden sind. Wenn aber ein Mann diese Bezeichnung wirklich uneingeschränkt verdient, dann wohl Paul Anderson. Ich stehe mit meiner Meinung nicht allein. Als Peary Rader gefragt wurde, ob er irgendeinen Zweifel daran hätte, daß Paul Anderson in seiner Glanzzeit der stärkste Mann der Welt gewesen sei, antwortete er: „...Nicht den geringsten..." (Rader 1988). Das klingt vielleicht weniger überraschend, wenn man weiß, daß Peary Paul oft als den „...stärksten Mann, der jemals gelebt hat..." bezeichnete (Rader 1969, S. 12).

den olympischen Gewichtheberdisziplinen. Damit forderte er sogar Dough Hepburn heraus, der bis dato als stärkster Mann aller Zeiten galt. Der bloße Anblick Paul Andersons war schon beeindruckend genug, wie der folgende Bericht von der Nationalen Gewichthebermeisterschaft im Jahre 1955 beweist:

„...In dieser Klasse hatten wir den fabelhaften Paul Anderson aus Toccoa, Georgia, und das meinen wir wirklich so! Sie hätten das erstaunte Raunen des Publikums hören sollen, als er zum ersten Mal auf die Bühne trat. Er ist ein solches Muskelpaket (1,75 m groß und 341 Pfund schwer), daß man seinen Augen nicht trauen will, und doch scheint er nicht fett zu sein, wenn man von einem kleinen Rettungsring um die Taille absieht. Seine Beine, der Rücken, Arme und Brust, alles ist sehr hart...“ (Rader 1955b, S. 28).

Paul Andersons Entwicklung und seine Trainingsfortschritte waren ebenso unglaublich wie sein Anblick und verdienen eine eingehendere Betrachtung. Im Jahr 1952 erschütterte der 19 Jahre alte Paul Anderson, der „...in seinen frühen Trainingsjahren kaum etwas anderes als Kniebeugen machte...“ (Rader 1954, S. 11), die Fundamente der Gewichtheberszene: Der offizielle Weltrekord in der Kniebeuge lag bei 600 Pfund (Lawson 1956), als sich plötzlich ein Teenager mit weniger als einem Jahr Trainingserfahrung dieser Rekordmarke näherte. Im Sommer 1953 schaffte Paul die Kniebeuge mit 763 Pfund; Dough Hepburns Höchstgewicht lag damals bei 665 Pfund (Paschall 1954a). Im November 1953 schraubte Paul seine

Kniebeuge auf 820 Pfund herauf (Glossbrenner 1987). Wie schon erwähnt: Zu dieser Zeit galt Dough Hepburn als stärkster Mann, der jemals gelebt hatte; doch der junge Paul Anderson mit seiner unglaublichen Körperkraft übertraf ihn in der Kniebeuge bei weitem.

Mitte der fünfziger Jahre war Paul dann soweit, mehrere Wiederholungen mit 900 Pfund durchzustehen. Nicht seine Kraft, sondern die Ausrüstung, mit der er trainierte, schien der limitierende Faktor für seine Leistungen zu sein (Lawson 1956). Gegen Ende der fünfziger Jahre führte Paul im Rahmen seiner Bühnenshow mehrmals am Abend eine Kniebeuge mit phänomenalen 1160 Pfund vor – ohne die technische und pharmakologische Unterstützung, die heutige Powerlifter genießen. Er wärmte sich dafür nicht einmal auf (Glossbrenner 1987)!*

Obwohl er im Bezug auf Kraftleistungen der Beine und des Rückens weit hinter Paul Anderson lag, steigerte sich Dough Hepburn zur gleichen Zeit in der Kniebeuge auf bemerkenswerte 760 Pfund (Willoughby 1970). Interessanterweise machte Dough, obwohl seine Oberkörperkraft die seiner Beine weit überstieg und der ohne Zweifel als einer der stärksten Männer aller Zeiten gelten kann, aus seinem Respekt für

* Paul Andersons Kraftakte unter der Hantelstange liegen weit außerhalb jeder Analyse sportlicher Leistung, egal wieviele Superlative man benutzt. Sie demonstrieren auf dramatische Weise die außergeöhnliche psychologische Entwicklung einer echten Leitfigur im Sport (Strossen 1988a, b).

die Kniebeuge nie einen Hehl: „...Von allen Übungen, die zur Kraftentwicklung beitragen, ist eine ein Sonderfall. Ich beziehe mich auf die Kniebeuge. Keine andere Einzelübung verschafft dem Trainierenden einen größeren Kraftgewinn für die aufgewandte Zeit und Mühe..." (Hepburn 1961, S. 29). Starke Worte eines sehr starken Mannes.

Lassen Sie sich durch diese Schilderungen außergewöhnlicher Kraftleistungen auch dann nicht von Kniebeugen abbringen, wenn Sie ein Bodybuilder sind. Bruce Page, lange Jahre als Autor für die Zeitschrift „Iron Man" tätig, hat einmal geschrieben: „...Unter den hunderten von Übungen, die heute von begeisterten Bodybuildern in aller Welt eingesetzt werden, haben Kniebeugen mit Abstand das größte Potential für die Muskelentwicklung..." (Page 1960, S. 34). Denken Sie daran: Das schließt den Aufbau von Armen, Schultern und Brust mit ein!

Was ist nun, wenn Sie nur ihre Kraft, Fitness oder Körperentwicklung verbessern wollen, ohne einen Mr. Universum-Titel oder eine Teilnahme bei den Olympischen Spielen anzustreben? Was, wenn Sie nur ein wenig an funktionellem und ästhetischem Körpergewicht zulegen möchten? Was kann die Kniebeuge für Sie bewirken, wenn Sie nur etwas kräftiger werden wollen? Hören Sie, was der Erfinder des legendären Bosco-Trainingskurses dazu sagt: „...Erfahrene Kraftathleten nennen die tiefe Kniebeuge *die Wachstums- übung...*" (Paschall 1954b, S. 14). Unser Kniebeugenprogramm bewirkt für Ihre Muskeln dasselbe wie ein Treibhaus für Pflanzen! Nur für den Fall, daß Sie glauben, irgendeine ultramoderne Übung hätte die Kniebeuge vielleicht abgelöst, hören sie, was der Autor der meistverkauften zeitgenössischen Bodybuilding-Fachbücher darüber denkt: „...Beinahe alle heutigen Spitzenbodybuilder haben im Training schwere Kniebeugen mit hohen Wiederholungszahlen eingesetzt, um Muskelmasse am ganzen Körper aufzubauen..." (Kennedy 1983, S. 68), und: „...Ja, die Königin aller Kraftübungen, die Kniebeuge, wird Ihnen zu mehr Masse verhelfen als jede andere Übung..." (Kennedy 1983, S. 113).

Da haben Sie es – ganz gleich, welche Ziele Sie mit Ihrem Krafttraining anstreben – es gibt eine erstklassige Übung, um massig und stark zu werden: Die Kniebeuge.

3 Ihr Trainingsprogramm

Kniebeugen wirken Wunder, egal ob Sie schnell an Masse zulegen oder Schwierigkeiten bei der Gewichtzunahme haben; ob Sie vor allem Muskeln aufbauen oder ihre Grundkraft verbessern möchten. Wir empfehlen Ihnen ein Trainingsprogramm, das alle sogenannten Grundübungen einschließt. Sollte Ihnen dieses System wider Erwarten keine Fortschritte bringen oder falls Sie bereits wissen, daß Sie um jedes Pfund Muskeln hart kämpfen müssen, werden wir Ihnen darüber hinaus ein einzigartiges Programm präsentieren, das auch Problemfällen gute Zuwächse garantiert.

Die Grundübungen

Alle Grundübungen sind zusammengesetzte Bewegungen; es werden jeweils mehrere Muskeln beansprucht, auch wenn die Übung sich auf einen Körperbereich konzentriert. Bei den Grundübungen sind zudem stets mehrere Gelenke beteiligt (Leistner 1988). Vorgebeugtes Rudern z.B. wird allgemein als eine Übung für den oberen Rücken angesehen, was prinzipiell auch richtig ist. Doch vorgebeugtes Rudern fordert nicht nur den Latissimus Dorsi („Lat") allein. Es ist gleichzeitig ein gutes Training für den Bizeps und die Flexoren der Unterarme. Und während Sie sich vorbeugen, sind auch Handgelenke, Ellbogen und Schultern in Bewegung. So arbeiten bei dieser Übung beinahe alle Muskeln des Oberkörpers – auf der Linie von den Fingerspitzen der einen Hand über die Schultern und den Nacken bis zu denen der anderen Hand!

Dieser Ansatz, nämlich Muskeln in Gruppen zu belasten, ist das exakte Gegenstück zur Arbeitsweise vieler Maschinen, die heute in den Studios so verbreitet sind: Die meisten Maschinen sind speziell so konstruiert, einen bestimmten Muskel zu isolieren und nur ein Gelenk in die Bewegung einzubeziehen. Nach dieser Methode würden z.B. Lat, Bizeps und Unterarme einzeln trainiert.

Welchen Vorteil aber bringt es, jeweils ganze Muskelgruppen zu belasten, wenn man jeden Muskel auch isoliert trainieren kann? Ganz einfach: Wenn Sie die Tatsache ignorieren, daß Ihre Zeit kostbar ist und Sie vielleicht nicht immer drei Stunden im Studio verbringen wollen, um jeden Muskel der Reihe nach zu trainieren, und überdies den Umstand außer Acht lassen, daß nur wenige Übungen einen Muskel wirklich isolieren, gibt es noch eine weitere Veranlassung, sich an die Grundübungen zu halten: Der Gewinn an Kraft und Muskelmasse ist bei weitem größer als durch Isolationsübungen (McCallum 1967b). Tatsächlich ist schon *eine* zusammengesetzte Übung sehr viel effektiver für den Aufbau von Masse und Kraft als eine ganze Serie von Isolationsübungen. Diese revolutionäre Methode des Gewichttrainings auf der Basis von Grundübungen geht auf Mark H. Berry und Joseph C. Hise zurück (Wright 1934).

Zusammengesetzte Bewegungen beanspruchen den Sportler stärker und scheinen die Aufmerksamkeit quasi auf natürliche Weise auf das Training zu konzentrieren. So schrieb auch Dave Draper: „...Wann immer möglich – und ohne abzufälschen – versuche ich, den ganzen Körper in eine Übung einzubeziehen. Isolation hat ihren Platz im Training, aber ich finde sie langweilig, steif und ausdruckslos..." (Draper 1988, S. 45). Lassen Sie uns die Hauptmuskelgruppen und ihre speziellen Übungen im einzelnen besprechen.

Die Brust

Bankdrücken ist heute derart populär, daß man sich kaum einen Kraftsportler vorstellen kann, der auf diese Übung verzichtet. Doch das ist ein relativ neuer Trend. In der ersten Hälfte des zwanzigsten Jahrhunderts waren die führenden Bodybuilder im allgemeinen nicht an einer übermäßigen Brustentwicklung interessiert; die heutigen Standardbänke kamen erst in den fünfziger Jahren auf. Da Powerlifting noch nicht als eigenständige Sportart anerkannt war (und das

Drücken noch zu den olympischen Gewichtheberdisziplinen zählte), sahen auch die meisten Kraftsportler keinen Sinn darin, diese Übung zu trainieren.

Wenn Sie dagegen heute über den Aufbau der Brustmuskulatur sprechen, beginnt und endet die Unterhaltung fast immer mit Bankdrücken. Neben der Belastung der Brustmuskeln werden beim Bankdrücken auch die Trizepse und die vorderen Schultermuskeln stark gefordert. Der optimale Griff beim Bankdrücken ist etwas weiter als die Schulterbreite (je weiter Sie fassen, desto mehr belasten Sie Ihre Brustmuskeln und die vorderen Schultermuskeln; je enger der Griff gewählt wird, desto mehr belasten Sie Ihre Trizepse). Bleiben Sie anfangs bei der Flachbank, im Gegensatz zu der nach oben oder unten geneigten Bank. Und obwohl es ganz in Ordnung ist, die Bewegung mit einem leichten Schwung von der Brust weg auszuführen, achten Sie doch darauf, nicht zu stark abzufälschen.

Sollte es Ihnen an Motivation für schweres Bankdrücken fehlen, erinnern Sie sich nur daran, daß Dough Hepburn schon 1954 gigantische 580 Pfund drückte und diese Mühe sich für ihn in gewaltiger Oberkörpermasse und -kraft ausgezahlt hat (Willoughby 1970). In der Tat läßt sich die weite Verbreitung des Bankdrückens unter heutigen Kraftsportlern auf die sagenhaften Ergebnisse zurückführen, die Dough Hepburn und Marvin Eder mit dieser Übung erzielt haben (Todd 1978). Falls Sie noch nichts von Marvin Eder gehört haben sollten, lesen Sie nur weiter.

Eine ernstgemeinte Warnung an dieser Stelle: Verzichten Sie auf schweres Bankdrücken, wenn Sie keine Trainingspartner zur Seite haben, die Ihnen assistieren, und im Studio keine Bank mit Ablage oder eine Multipress-Maschine mit Sicherheitsarretierung zur Verfügung steht. Sollte Ihnen die letzte Wiederholung nicht gelingen, besteht die Gefahr, daß Sie unter der beladenen Hantelstange nicht mehr wegkommen. Trotz all der wunderbaren Möglichkeiten, die diese Übung bietet, kann Bankdrücken eine Menge Unannehmlichkeiten verursachen und Sie vielleicht sogar das Leben kosten, wenn Sie diesen simplen Rat ignorieren. Sorgen Sie also vor für den Fall, daß ihre Kraft nicht mehr ausreicht, die Hantel abzulegen (siehe hierzu auch den Abschnitt über Sicherheitsmaßnahmen in diesem Kapitel)

Eine ausgezeichnete Alternative zum Bankdrücken sind Dips am Parallelbarren. Versuchen Sie, sich soweit hochzuarbeiten, daß Sie dabei schwere Gewichte um Ihre Taille befestigen. Dips können zur Oberkörperentwicklung ebenso viel beitragen wie Kniebeugen zur Entwicklung des ganzen Körpers (McCallum 1967a). Sollte Sie dies noch immer nicht überzeugen, sehen Sie sich einmal Bilder und Gewichtheberrekorde von Marvin Eder an.

Es gibt nur sehr wenige Champions im Bodybuilding oder Gewichtheben aus den fünfziger Jahren, die auch nach heutigen Standards noch gut aussehen. Wenn man dabei von Männern spricht, die sowohl auf der Posingbühne als auch auf der Gewichtheberplattform ein gutes Bild abgeben würden, müßte zwangsläufig der Name Marvin Eder fallen. Da kann es eigentlich kein Zufall sein, daß Marvin 1953 bei einem Körpergewicht von 197 Pfund Einzelwiederholungen im Barrenstütz (Dips) mit 435 Pfund Zusatzgewicht absolvierte – ein schier atemberaubender Kraftakt (Willoughby 1970). Im selben Jahr gelang Marvin Eder bei gleichem Körpergewicht eine Einzelwiederholung im Bankdrücken mit 510 Pfund (Willoughby 1970).

Halten Sie sich vor Augen, daß der Mann wie ein Bodybuilder aussah! Konzentrieren Sie sich also ebenfalls auf Bankdrücken oder Dips, und vergessen Sie alle „fliegenden Bewegungen" für die Brust – ganz gleich, ob diese mit Kabeln, Kurzhanteln oder Maschinen ausgeführt werden, sie bringen einfach nicht den gleichen Massezuwachs wie Bankdrücken oder Dips.

Die Schultern

Die Grundübung hier ist Drücken über Kopf, aber es gibt einige Variationsmöglichkeiten. Military Press (Frontdrücken – die Hantelstange wird vor dem Gesicht hochgeführt) im Stehen oder im Sitzen, Kurzhanteldrücken im Stehen oder Sitzen – abwechselnd oder gleichzeitig, sowie Nackendrücken stehend oder sitzend sind die Hauptübungen für die Schultern.

Da all diese Übungen sehr effektiv sind, wählen Sie eine aus, mit der Sie am härtesten trainieren können. Gehen Sie zu einer anderen über, wenn Sie merken, daß Sie keine Fortschritte mehr erzielen. Die folgenden Erklärungen zum Drücken über Kopf werden Ihnen helfen, den größten Nutzen aus dieser Bewegung zu ziehen.

Wenn man zurückblickt auf die gute alte Zeit, war die Military Press früher eine hochstrukturierte Übung: Die Hacken zusammengeführt, wurde die Bewegung in Harmonie mit dem sich langsam erhebenden Zeigefinger des Kampfrichters ausgeführt. Der Rücken mußte dabei so gerade sein, daß die Langhantel in einem Halbkreis um das Kinn herumgeführt wurde! Vergleichen Sie diese Technik mit der, die in den letzten Tagen des olympischen Drückens aktuell war* und sie begreifen, warum viele der großen alten Männer dieser Disziplin Deltoidmuskeln wie Kanonenkugeln hatten.

Sie müssen die Schulterübungen nicht so fanatisch korrekt ausführen, doch mit einer sauberen Bewegung werden Sie Schultern und Trizepse bis zum äußersten belasten. Die Variationen im Sitzen werden nicht angeboten, um die Ausführung der Übung präziser zu machen, sondern um die Belastung vom unteren Rücken zu nehmen. Viele Sportler, die Kniebeugen, Kreuzheben oder Stoßen ohne nennenswerte Rückenbeschwerden ausführen können, haben Probleme mit dem stehend ausgeführten Drücken über Kopf. Schon die

---

* Olympisches Drücken wurde 1972 aus dem Programm der Gewichtheber gestrichen, da eine unvoreingenommene Wertung angesichts der immer schlechter werdenden Technik unmöglich geworden war. Tatsächlich wurde die Bewegung derart unsauber, daß das Drücken vieler Gewichtheber in der Praxis dem Stoßen schon sehr nahe kam.

erste harte Wiederholung läßt bei ihnen einen stechenden Schmerz im unteren Rücken zurück, der einige Tage anhält. Sollten Sie zu diesen Leuten zählen, wählen Sie einfach die sitzende Ausführung der Schulterübungen.

Zögern Sie nicht, beim Drücken über Kopf wirklich schwere Gewichte einzusetzen. Viele Sportler haben das lange Zeit mit großem Erfolg praktiziert: In den sechziger Jahren führte Mel Hennessey bei 215 Pfund Körpergewicht stehendes Nackendrücken mit 300 Pfund aus – ohne Abfälschen (Cleveland 1966); den wirklich schweren Jungs wie Chuck Ahrens, Paul Anderson und Dough Hepburn gelang es schon dreißig Jahre zuvor, an die 400 Pfund im Nackendrücken zu bewältigen (Willoughby 1970).

Wenn Ihre Schultern langsam beginnen, ebenso auszusehen wie die dieser alten Champions, werden Ihre Freunde denken, Sie hätten Schulterpolster in Ihre Jacken eingenäht. Das weit verbreitete Seitheben für die Schultern können Sie getrost aus Ihrem Training streichen. Genau wie die „fliegenden Bewegungen" für die Brust trägt diese Übung nur sehr wenig zum Masseaufbau der Deltoidmuskeln bei.

Der obere Rücken

Die besten Übungen für den oberen Rücken sind vorgebeugtes Rudern und Klimmzüge; bei beiden gibt es viele Möglichkeiten der Variation. Lassen Sie uns zunächst das vorgebeugte Rudern unter die Lupe nehmen. Normalerweise wird diese Übung mit der Langhantel ausgeführt, den Oberkörper so gebeugt, daß er sich etwa parallel zum Boden befindet; der Griff sollte nicht weiter als schulterbreit gewählt werden. Versuchen Sie, den Rücken während der Bewegung nach innen gewölbt zu halten (Hohlkreuz, den Po herausgestreckt), um die Belastung des unteren Rückens zu reduzieren. Ziehen Sie die Langhantel bis zur Taillengegend hinauf, und lassen Sie sie dann kontrolliert bis auf Armlänge herab, bevor Sie mit der nächsten Wiederholung beginnen. Widerstehen Sie der Versuchung, abzufälschen, indem Sie die Hantel schwingen lassen oder mit dem unteren Rücken nachhelfen – benutzen Sie einfach die Arme als „Haken" und die Muskeln des oberen Rückens als „Motor".

Um die Technik zu finden, die am besten zu Ihrem Körper paßt, experimentieren Sie am besten mit unterschiedlichen Griffweiten und Endpositionen der Hantel. Manche Sportler fühlen Ihre „Lats" am besten, wenn sie einen engen Griff benutzen (die Hände etwa 15 bis 20 cm auseinander) und die Stange gerade bis zu den Hüften hinaufziehen. Andere bevorzugen einen weiten Griff und ziehen die Stange zu den unteren Rippen. Falls vorgebeugtes Langhantelrudern Ihnen wider Erwarten doch Schmerzen im unteren Rücken bereiten sollte, wählen Sie eine Kurzhantel für die Übung, und stützen sich mit der freien Hand auf eine Bank.

Klimmzüge für den oberen Rücken werden am besten mit den Handflächen nach außen und einer Griffweite ausgeführt, die etwas über der Schulterbreite liegt. Ziehen Sie sich bis zur Brust oder zum Nacken hinauf, und lassen Sie sich danach soweit herunter, bis die Arme voll gestreckt sind, ehe Sie die nächste Wiederholung beginnen. Bemühen Sie sich auch hier, nicht abzufälschen, und beenden Sie den Satz erst, wenn Sie wirklich keine Wiederholung mehr schaffen. Beginnen Sie so bald wie möglich, Gewichte um Ihre Taille zu befestigen, und versuchen Sie, trotz des Zusatzgewichts die volle Anzahl von Sätzen und Wiederholungen wieder zu erreichen – ohne abzufälschen!

Wenn Sie ein Vorbild benötigen, denken Sie an Marvin Eder, der vor 35 Jahren – bei einem Körpergewicht von 187 Pfund – ein halbes Dutzend Klimmzüge mit 125 Pfund Zusatzgewicht bewältigte (Willoughby 1970).

Obwohl auch für den Rücken eine Menge anderer Übungen wie Kabelrudern, T-Bar-Rudern, Latmaschinenzüge etc. in Mode gekommen sind, heben Sie sich diese besser für später auf, wenn Sie genügend Masse im oberen Rücken aufgebaut haben.

Die Arme

Die meisten Kraftsportler sind ganz versessen auf das Armtraining. Da jeder große Armmuskeln aufbauen möchte, konzentriert man sich für gewöhnlich auf den Bizeps, obwohl der Trizeps weit mehr zur Masse des Arms beiträgt. Wir empfehlen Ihnen einen anderen Weg, der das Ganze beträchtlich vereinfacht: Erfolgreiches Armtraining ist schlicht das Ergebnis harten Trainings der anderen Körperpartien! Lassen Sie uns mit dem Trizeps beginnen. Wenn Sie ein oder zwei

Drückbewegungen trainieren – Bankdrücken und Nackendrücken etwa – reicht das für ihre Trizepsentwicklung vollkommen aus. Es macht wenig Sinn, sich danach noch mit Isolationsübungen für den Trizeps abzumühen. Vergessen Sie also das Trizepsdrücken mit der Langhantel, am Kabel, und die so beliebten „Kickbacks" – halten Sie sich an schwere Drückbewegungen, bis die Arme zittern und Ihre Trizepse werden wachsen.

Falls Sie irgendeinen Zweifel an der Effektivität dieses Systems hegen sollten, haben wir zwei simple Tricks auf Lager, um Ihre Trizepse bei den Grundübungen noch stärker zu belasten: Trainieren Sie Dips mit schwerem Zusatzgewicht anstelle von Bankdrücken, oder führen Sie Ihr Bankdrücken mit einem engen bis mittelweiten Griff durch, wobei Sie die Ellbogen dicht am Körper vorbeiführen. Schon eine dieser abgeänderten Drückbewegungen wird Ihre Trizepse in Bezug auf Kraft und Masse derart entwickeln, wie Sie es in Ihren kühnsten Träumen nicht für möglich gehalten hätten.

Rudern und Klimmzüge belasten Bizepse und Unterarme schon sehr stark, doch für die meisten Leute gilt der Bizeps als der wichtigste Muskel überhaupt, deshalb gestehen wir Ihnen zu, den Langhantelcurl in das Training mit einzubeziehen. Einige Sportler ziehen es vor, bei dieser Übung absolut aufrecht zu stehen, andere wiederum neigen sich leicht vor, wenn sie die Curlbewegung ausführen. Finden Sie selbst heraus, welche Technik Ihnen mehr liegt, aber führen Sie Ihre Curls in strikter Form aus, um das beste Ergebnis zu erzielen.

Neigen Sie sich also nicht zurück, um die Bewegung zu starten, und lassen Sie die Hantel kontrolliert herunter. Ob Sie eine gerade Stange oder eine SZ-Stange benutzen, bleibt Ihnen ebenfalls freigestellt. Erhöhen Sie das Gewicht, wann immer Sie können, und arbeiten Sie hart an sich. Eines Tages zählen dann vielleicht auch Sie zu der kleinen Elite von Kraftsportlern, die saubere Curls mit 200 Pfund Gewicht durchführen.

Später können Sie dann statt Langhantelcurls auch andere Übungen ausprobieren, etwa abwechselnde Kurzhantelcurls, Curls auf der Schrägbank, Konzentrationscurls, Curls mit Obergriff, Scott-Curls, Hammercurls, Zottman-Curls und was es sonst noch alles gibt.

Die Oberschenkel

Es wird Sie kaum überraschen, zu hören, daß die Kniebeuge die beste Übung für die Oberschenkel darstellt. Um die Belastung der Quadrizepse noch zu steigern, sollten Sie bevorzugt schwere Parallelkniebeugen mit vielen Wiederholungen trainieren.

Die Bedeutung der Atmung ist Ihnen bereits bekannt, aber wenn Sie erst einmal beginnen, Kniebeugen mit dem empfohlenen, schweren Gewicht auszuführen, werden Sie merken, daß die richtige Atmung sich schon automatisch einstellt. Schwer – was meinen wir damit? Ganz einfach: Egal wie stark Sie sind, zwei Richtlinien bestimmen Ihr Kniebeugengewicht: Erstens, Sie nehmen Ihr normales Gewicht für zehn

Wiederholungen und führen damit 20 Wiederholungen aus. Zweitens steigern Sie das Gewicht auf der Hantelstange wirklich bei *jeder* Trainingseinheit um 2,5 oder 5 kg. Wir könnten noch ergänzen, daß Sie bei jedem Training auch alle 20 Wiederholungen durchstehen werden, *weil Sie es wirklich wollen.* Wenn Sie diesem Trainingsprogramm folgen, werden Sie unglaublich schnell an Masse und Kraft zulegen.

Was Sie dann letztlich im Studio machen, beruht allein auf Ihrer Entschlossenheit. Ihr Einsatz wird die Resultate diktieren: „...Führen Sie Kniebeugen mit 200 Pfund aus, und Sie werden stark genug, um Kniebeugen mit 200 Pfund zu machen; wählen Sie 500 Pfund und Sie verwandeln sich in einen Herkules..." (McCallum 1963, S. 48). Viele Sportler haben sich mit diesem Programm bis zu 300 Pfund (ca. 135 kg) in der Kniebeuge hochgearbeitet; wir behaupten nicht, daß das einfach ist, aber wenn es schon so viele geschafft haben, warum nicht auch Sie? Vielleicht werden Sie jetzt ausweichen und denken: „Diese Leute waren sicher schon zu Anfang viel stärker, als ich es heute bin..." – weit gefehlt! Als Peary Rader mit dem 20er-Kniebeugenprogramm startete, benutzte er 35 Pfund (ca. 16 kg) für zehn Wiederholungen, doch er arbeitete sich auf weit über 300 Pfund bei zwanzig Wiederholungen hoch (Rader ca. 1937)!

Hohe Wiederholungszahlen bedeuten zwanzig Wiederholungen im Grundprogramm, aber seien Sie unbesorgt: Sie müssen nur einen Satz davon absolvieren. Zur Abwechslung, besonders wenn Sie schon mehr als sechs Wochen nach diesem System trainieren, dürfen Sie ruhig eine zeitlang entweder zwei Sätze mit fünfzehn Wiederholungen oder drei Sätze mit zehn Wiederholungen durchführen. Sie möchten vielleicht auch die andere Richtung einschlagen und einen Satz mit dreißig Wiederholungen versuchen – kein Problem. Zögern Sie nicht, etwas Anderes zu versuchen. Sie treten damit in die Fußstapfen von J. C. Hise, der laufend neue Methoden entwickelte und testete – für ihn eine Möglichkeit, sich stets aufs Neue seine Stärke zu beweisen. Anfangs sollten Sie jedoch bei der bewährten Formel bleiben: Ein Satz Kniebeugen mit zwanzig Wiederholungen.

Der Begriff „parallel“ mag sich verwirrend anhören, nach all den Hinweisen auf die tiefe Kniebeuge, aber lassen Sie sich dadurch nicht stören. Gehen Sie nur soweit herunter, bis Ihre Oberschenkel parallel zum Boden sind; das genügt, um die Muskeln richtig zu belasten. Wenn Sie in die volle Kniebeuge heruntergehen, vergrößert sich bei einer nicht ganz korrekten Haltung das Risiko einer Verletzung im unteren Rücken beträchtlich.* Wie sieht die korrekte Haltung aus? Das Wichtigste ist, den Rücken gerade zu halten.** Obwohl immer empfohlen wird, „explosiv“ hochzukommen, vermeiden Sie nach Möglichkeit, vom Boden abzufedern – also mit Schwung hinunter zu gehen, um die Aufwärtsbewegung zu

---

* Sollten Sie nicht ganz sicher sein, wie tief Sie heruntergehen müssen: Gehen Sie eher ein wenig unter die parallele Ebene, als daß Sie einige Zentimeter darüber bleiben.

erleichtern. So ersparen Sie Ihren Knien eine unnötige Belastung; andererseits sollten Sie aber auch nicht „in Zeitlupe" heraufkommen. Gebrauchen Sie Ihre Muskeln, um das Gewicht abzufangen und es explosiv wieder hochzubringen, sobald Sie die Parallele erreicht haben. Brechen Sie aber dabei unter dem Gewicht nicht zusammen und berühren Sie mit dem Po den Boden nicht. Wenn Sie Ihren Rücken korrekt gerade halten, ist es beinahe unmöglich, sich bei der Kniebeuge zu verletzen. Nehmen Sie sich die Zeit, Ihre Technik zu verfeinern.

Ein Spiegel oder ein fachmännischer Beobachter sind großartige Lernhilfen, doch zwei Richtlinien erleichtern die Sache noch mehr: Erstens, fixieren Sie den Blick stets auf einen imaginären Punkt in Kopfhöhe. Wenn Sie bei der Ausführung der Kniebeuge aufblicken (was man auch „führen mit dem Kopf" nennt), werden Sie automatisch den Rücken gerade halten. Der zweite wichtige Punkt ist, immer daran zu denken, mit den Schultern genauso schnell heraufzukommen wie mit den Hüften (Wettkampfpowerlifter bringen bei einem Versuch mit Maximalgewicht die Hüften schneller hoch

---

** Wenn Sie in der Geschichte des Krafttrainings bereits bewandert sind, werden Sie sich vielleicht über diesen Rat wundern, da J. C. Hise ein großer Befürworter der Kniebeugen mit rundem Rücken war (Hise 1943c). Kniebeugen mit rundem Rücken erhöhen die Belastung auf den unteren Rücken; die optimale Ausführung der Kniebeuge ist überdies von der individuellen Körperstruktur abhängig. Versuchen Sie also, den Rücken so gerade zu halten, *wie es für Sie am komfortabelsten ist*.

als die Schultern, aber das ist nicht die Technik, die Sie sich angewöhnen sollten). Sich ein wenig vorzuneigen, ist in Ordnung, aber denken Sie daran, Ihre Kniebeugen mit einem möglichst vertikal gehaltenen Rücken auszuführen. Je weiter Sie sich vorneigen, desto größer ist die Belastung für den unteren Rücken. Zudem besteht die Gefahr, daß Sie Ihre Hüften mit der Zeit schneller hochbringen als die Schultern: Bei dieser Ausführung der Kniebeuge wird der Rücken zwangsläufig eher rund gehalten, was Schmerzen und strapazierte Muskeln nach sich zieht.

Wenn es Ihnen zunächst schwer fallen sollte, die korrekte Haltung mit flachfüßigem Stand einzuhalten, legen Sie einfach ein Brett oder eine Gewichtscheibe unter Ihre Fersen. Gehen Sie aber sicher, daß die Fersenstütze auch stabil ist! Sobald Sie die Balance halten können, sollten Sie dazu übergehen, die Kniebeugen mit flach aufgesetzten Füßen auszuführen. Für unsere Zwecke ist die Kniebeuge mit flach aufgesetzten Füßen besser, da die größten Muskeln so schwerer belastet werden. Lassen Sie uns ein paar Wiederholungen im Geiste ausführen: Wickeln Sie als erstes ein Handtuch oder ein Stück dichten Schaumstoff um die Hantelstange, um den Druck auf den oberen Rücken und die Schultern abzupolstern – aber benutzen Sie kein zu dickes Polster, da die Hantel sonst leicht vom Rücken rutschen kann!

Zweitens: Tauchen Sie unter die Stange, nehmen Sie sie auf und gehen Sie einen Schritt zurück – Distanz und Richtung dieser Bewegung sind wichtig – falls Sie die Kniebeugen so hart ausführen, wie Sie sollten, sind am Ende des Satzes nämlich gerade noch dazu fähig, diesen einen Schritt nach vorn zu machen, um die Langhantel in den Ständer zurückzulegen.

Drittens: Suchen Sie einen stabilen Fußstand, die Füße ungefähr schulterweit plaziert und die Fußspitzen nach außen gerichtet. Veranstalten Sie nichts Künstliches mit Ihrer Fußplazierung – der korrekte Stand sollte sich von allein ergeben.

Viertens: Tragen Sie die Stange ziemlich tief auf Ihren Schultern, um die Belastung auf den unteren Rücken zu verringern. Gehen Sie aber sicher, daß diese Haltung ihnen keine Unannehmlichkeiten bereitet. Jetzt sind Sie bereit für die erste Wiederholung.

Den Kopf erhoben, den Blick auf einen imaginären Punkt in Augenhöhe gerichtet, machen Sie drei tiefe Atemzüge. Tief. *Tiefer. Noch tiefer*. Öffnen Sie Ihren Mund weit, um soviel Luft einzuatmen, wie Sie können. Halten Sie nach dem letzten Atemzug die Luft an, und gehen Sie in die Hocke, bis Ihre Oberschenkel ungefähr parallel zum Boden sind. Dann kommen Sie wieder hinauf und atmen gleichzeitig aus.

Man gerät schnell in Versuchung, die Luft länger anzuhalten, da man eine Maximalanstrengung angeht, doch dabei können Sie leicht bewußtlos werden. Betrachten wir das Ganze einmal bildlich: Stellen Sie sich vor, Ihr Mund wäre die Düse eines Gartenschlauches, und wenn Sie vom tiefsten Punkt der Bewegung aus wieder hochkommen, beginnen Sie, wie unter Hochdruck mit engem Strahl auszuatmen. Wenn Sie den kritischen Punkt der Bewegung hinter sich haben, öffnen Sie Ihren Mund weit (so als würde die Düse des Schlauches jetzt voll aufgedreht) und pressen die restliche Luft aus den Lungen. Das ist der korrekte Ablauf der Atmung. Denken Sie daran: Vor jeder Wiederholung mindestens drei sehr tiefe Atemzüge. Wenn Sie erst über die zehnte Wiederholung hinaus sind, werden Sie vielleicht ein halbes Dutzend oder noch mehr Atemzüge benötigen.*

Um auch noch das letzte Bißchen an Brustdehnung durch diese Kniebeugen herauszuholen, hier noch ein Tip von James E. Douglass, einem guten Freund von J. C. Hise: Nachdem Sie ein letztes Mal voll eingeatmet haben, gerade bevor Sie in die Kniebeuge heruntergehen, nehmen Sie noch einen letzten Zug Luft in Ihre schon vollen Lungen (Douglass 1988b). Sie werden überrascht sein, wie sehr sich dieses letzte erzwungene Luftholen auf Ihren Brustumfang auswirkt. Ein weiterer Tip zur Maximierung Ihrer Ergebnisse wird vermutlich alle Powerlifter auf die Barrikaden treiben: Tragen Sie

---

* Das ganze Hin und Her um die Atmung zwischen den Wiederholungen ist vielleicht etwas verwirrend. Die allgemeine Empfehlung lautet: Wenigstens drei Atemzüge vor jeder neuen Wiederholung. Eventuell absolvieren Sie die ersten Wiederholungen mit nur je einem Atemzug vorher und möglicherweise zehn Atemzügen zwischen jeder der letzten fünf Wiederholungen. Bringen wir es auf den Punkt: Entscheidend ist, daß Sie wenigstens vor der Hälfte der Wiederholungen wie eine Dampfmaschine atmen, und die beste Methode, das sicherzustellen, ist, im Durchschnitt mindestens drei Atemzüge vor jeder Wiederholung zu machen.

keinen Gewichthebergürtel, wenn Sie die Kniebeugen ausführen! Eine schockierende Idee, das gebe ich gern zu, aber meine persönliche Erfahrung hat gezeigt, daß ein Gewichthebergürtel die Atmung entscheidend behindert und keinen großen Unterschied ausmacht, wenn es darum geht, eine vorzeitige Ermüdung des Rückens zu verhindern. Obwohl diese Empfehlung heute so unorthodox klingt, brachte doch eine Umfrage unter Kraftsportexperten an den Tag, daß die meisten Pioniere des 20er-Kniebeugenprogramms nie einen Gewichthebergürtel benutzt haben (Douglass 1988b; Rader 1988). Wenn Sie diese Empfehlung akzeptieren und die Kniebeugen ohne Gürtel absolvieren, wird Ihr Körper es Ihnen wahrscheinlich mit besseren Trainingserfolgen danken.

Die Kniebeuge ist der Schlüssel unseres Programms. Wenn wir auch Gefahr laufen, uns zu wiederholen, so hören Sie doch, wie der Großmeister dieser Übung, John McCallum, ihre Bedeutung und Ausführung zusammenfaßt: „...Oddy Hansen, ein langer dünner Feuerwehrmann, ersuchte einen erfahrenen Studiobesitzer um Hilfe: Er wollte groß und stark werden. Der Studiobesitzer erklärte ihm, daß schwere Atemkniebeugen die ‚ultimative Übung für den Aufbau von Masse und Kraft' seien, unterstrich die Notwendigkeit, sie richtig auszuführen und demonstrierte die korrekte Kniebeugentechnik..." (McCallum 1972, S. 63). Hier faßt der Studiobesitzer gerade die Grundlagen von Oddys Programm zusammen: „...Du wirst einen Satz mit zwanzig Wiederholungen machen," sagte er. „Und es wird die härteste Herausforderung sein, der Du jemals ausgesetzt warst. Du wirst völlig geschafft sein, wenn Du damit fertig bist. Falls Du danach an einen zweiten Satz auch nur denken kannst, dann hast Du etwas falsch gemacht. All die Muskelmasse, die Du gewinnen willst, hängt in erster Linie davon ab, wie hart Du bei diesem einen Satz Kniebeugen arbeitest."

„Wieviel Gewicht soll ich auflegen?" fragte Oddy. „Du nimmst ein Gewicht, mit dem Du normalerweise zehn Wiederholungen schaffst," antwortete der Studiobesitzer, „und dann machst Du damit zwanzig Wiederholungen." Oddy starrte ihn an: „Du nimmst mich auf den Arm?" „Keineswegs," sagte der Studiobesitzer. „Bei jeder Wiederholung, von der zehnten an, gehst Du durch die Hölle. Du beißt aber die Zähne zusammen, konzentrierst Dich allein auf diese Kniebeugen und führst Wiederholung für Wiederholung aus, bis Du alle zwanzig geschafft hast. Danach," so der Studiobesitzer, „wenn Du damit fertig bist, folgt ein Satz leichter Überzüge, um Deinen Brustkorb zu dehnen – zwanzig Wiederholungen mit etwa zehn Kilogramm..." (McCallum 1972, S. 76)

Obwohl die Notwendigkeit, hart zu trainieren, schon öfter erwähnt worden ist, mögen Sie sie vielleicht noch anzweifeln. Das sollten Sie besser nicht tun: „...An dieser Stelle muß ich eines betonen: Wenn Sie schwere Anstrengungen scheuen, probieren Sie dieses Kniebeugenprogramm lieber nicht aus. Begnügen Sie sich mit Ihrer augenblicklichen, schwächlichen

Figur, und versuchen Sie, das Leben soweit zu genießen, wie es diese Verfassung erlaubt..." (Rader ca. 1938, S. 26). Nur für den Fall, daß Sie denken, Sie könnten unser System austricksen und ohne wirkliche Mühe Resultate erwarten, seien Sie vorgewarnt: „...Sie brauchen gar nicht erst anzufangen, wenn Sie nicht den festen Willen haben, bei diesen Kniebeugen alles zu geben..." (Rader ca. 1938, S. 15).

Wie hart „alles geben" aussehen kann – lassen Sie mich Louis Abele anführen, den herkulischen Gewichtheber aus der Zeit des 2. Weltkrieges, der sagte, daß seine Anstrengungen „...so heftiges Atmen erforderten, daß sogar meine Zähne schmerzten..." (Teegarden 1948, S. 14). Das ist die richtige Einstellung!

Trotz all der fantastischen Möglichkeiten, die die Kniebeuge dem Kraftsportler bietet, ist diese Übung nicht von Kritik verschont geblieben. Das Hauptargument gegen Kniebeugen ist die angebliche Verletzungsgefahr für die Knie. Zugegeben, es ist sicher möglich, daß eine falsche Technik zu Knieverletzungen führt, aber ich habe noch nie gehört, daß *korrekt* ausgeführte Kniebeugen jemals eine Knieverletzung ausgelöst hätten. In Übereinstimmung mit dem aktuellen Stand der Forschung (Herrick, Stone und Herrick 1987) habe ich dagegen oft gesehen, daß Kniebeugen zur Prävention von Knieverletzungen und zur Rehabilitation verletzter Knie eingesetzt wurden! Sollten Sie die Unbedenklichkeit dieser Übung trotzdem in Frage stellen, konsultieren Sie einen Orthopäden. Er wird Ihnen bestätigen, daß die wissenschaftlichen Untersuchungen, auf die sich die Kritiker der Kniebeuge stützen, ernsthafte methodische Fehler aufweisen – Fehler, die das Untersuchungsergebnis sehr in Frage stellen.*

Sicherheitsmaßnahmen

Mit einem schweren Gewicht auf den Schultern aus einer tiefen Kniebeuge nicht mehr hochzukommen, ist eine höchst unangenehme Erfahrung, die zudem verheerende Folgen haben kann. Glücklicherweise ist diese Situation leicht zu vermeiden. Wann immer möglich, bitten Sie andere Leute um Hilfe. Am günstigsten ist es, jeweils eine Person an den Enden der Stange zu plazieren, doch wenn Sie nur über einen Trainingspartner verfügen können, der hinter Ihnen steht, so ist das immer noch besser als nichts. Die Trainingspartner springen ein, wenn Sie einmal nicht mehr fähig sein sollten, eine Wiederholung zu beenden. Zudem werden sie Ihre Zuversicht stärken – und Sie so zu schwereren Gewichten führen.

Falls Sie niemanden haben, der Ihnen assistieren könnte, führen Sie Ihre Kniebeugen in einem „Powerrack" oder einer Multipress-Maschine aus, oder benutzen Sie Sicherheitsständer, jedenfalls irgend etwas, das Ihnen ermöglicht, unter der schweren Langhantel wegzukommen, wenn Sie sich aus dem Tiefpunkt einer Kniebeuge nicht mehr aufrichten können.

---

* Zu dieser Kontroverse und der methodischen Ausrichtung der kritischen Studien siehe Todd 1984.

Falls Sie nicht in einem Studio trainieren, lassen Sie Ihre Phantasie spielen: Sägeböcke, stabile Holzkästen und in der Decke verankerte Ketten sind schon verwendet worden, um sichere Kniebeugen zu gewährleisten. Ganz wichtig: Testen Sie Ihre Sicherheitsmaßnahmen, bevor Sie darauf vertrauen. *Machen Sie niemals, niemals schwere Kniebeugen, ohne Sicherheitsmaßnahmen getroffen zu haben.*

Hassen Sie Kniebeugen?

Sollten Sie Kniebeugen an sich unangenehm finden – diese Einstellung ist durchaus normal, Sie befinden sich damit in guter Gesellschaft. Paul Anderson, der größte Kniebeugenheld aller Zeiten, war bekannt dafür, „großes Unbehagen" vor Kniebeugen zu empfinden, da sie „...die quälendsten von allen Übungen beim Krafttraining..." sind (Anderson 1984, S. 22).

In der Tat hat zu Anfang fast niemand Spaß an Kniebeugen. Kein Wunder – schließlich sind die mit dieser Übung verbundenen Umstände auch wenig liebenswert: Die herkulische Arbeit, die sie erfordert; der Druck der Hantelstange auf die Schultern; die ständige Angst, von der Langhantel erdrückt zu werden und so weiter... Nun, da Sie wissen, daß es völlig normal ist, Kniebeugen zu hassen, wie soll es weitergehen?

Genau dieser Nachteil kann sich in einen Vorteil umkehren: *Zu Anfang* werden Sie die Kniebeuge vielleicht hassen, aber wenn Sie diese Übung eine zeitlang trainiert haben, werden die phantastischen Ergebnisse Ihre Einstellung mit Sicherheit ändern. Sie verwandeln sich von einem widerwilligen, aber einsichtigen Jünger in einen fanatischen Befürworter der Kniebeuge. Diesen Sinneswandel können Sie beschleunigen, indem Sie alle Anweisungen in diesem Buch strikt befolgen, von der Abpolsterung der Hantelstange bis zum Einsatz von Sicherheitsmaßnahmen sowie die noch folgenden Ratschläge zu Ernährung und Einstellung. Sie werden selbst überrascht sein, wie schnell die durch das 20er-Kniebeugenprogramm erzielten Resultate Sie von einem Saulus in einen Paulus verwandeln. Werfen Sie also nicht vorschnell das Handtuch.

Hier noch eine kleine Ermunterung: „...Zwanzig reizende Wiederholungen – atmen Sie beim Hochkommen kräftig aus. Einige von Ihnen beklagen sich, daß sie keine zwanzig schaffen. Wenn Sie es nicht durchstehen, entgehen Ihnen die *wirklich großen* Vorteile. Wir selbst haben nicht eher zugelegt, bis wir auf zwanzig Wiederholungen hinaufgegangen sind..." (Paschall 1952, S. 50).

Halten Sie sich die positiven Seiten noch einmal vor Augen: Sie müssen nur einen Satz ausführen, die Ergebnisse werden Sie total überraschen, und Sie werden so harter Anstrengung vermutlich in keinem anderen Bereich Ihres Lebens noch einmal begegnen. Doch vor allem: Denken Sie daran, daß diese Kniebeugen nur ein Mittel zum Zweck sind: „...Die meisten von uns lieben die tiefe Kniebeuge nicht – doch wir wollen den großen Brustkorb, die breiten

Schultern und die Gigantenkraft, die uns nur diese Übung verschaffen kann..." (Hise 1940c, S. 24). Sie haben doch nichts einzuwenden gegen einen großen Brustkorb und breite Schultern, oder?

Der Brustkorb

In den Aufzeichnungen über die Wirksamkeit schwerer Kniebeugen mit vielen Wiederholungen hat jeder Autor, von Mark Berry bis hin zu John McCallum, die Bedeutung hervorgehoben, die dem Brustkorb bei der Entwicklung von Oberkörpermasse zukommt, und wie Kniebeugen ihn erweitern können. Die unvermeidbar tiefe Atmung bei schweren Kniebeugen, die Sie ja noch forcieren, ist bereits ein starker Reiz für das Wachstum des Brustkastens. Um diesen Impuls noch zu verstärken, sollten Sie unmittelbar nach den Kniebeugen eine Übung zur Dehnung des Brustkorbs folgen lassen. Dehnübungen eignen sich optimal dafür, das durch schweres Beintraining ausgelöste Wachstumspotential zu maximieren. Da sie überdies nur leichter oder gar keiner Gewichte bedürfen, stellen sie eine willkommene Abwechslung in der Trainingsroutine dar. Beide möglichen Varianten – sowohl Überzüge mit gestreckten Armen als auch „Rader- Brustzüge" – basieren auf dem gleichen Prinzip zur Dehnung des Brustkorbs.

Für Überzüge mit gestrecken Armen wählen Sie am besten ein leichtes Gewicht, etwa sieben bis zehn Kilo und legen sich auf eine Bank. Es spielt keine Rolle, ob Sie eine Langhantel, eine Kurzhantel, zwei Kurzhanteln oder eine Gewichtsscheibe dafür nehmen. Legen Sie sich längs oder quer auf die Bank, so wie es Ihnen am bequemsten erscheint.*

Atmen Sie tief ein, heben Sie das Gewicht über den Kopf, und lassen Sie es so weit wie möglich nach hinten herab, um eine gute Dehnung zu erzielen. Atmen Sie aus, wenn Sie es zum Ausgangspunkt zurückbringen. Es gibt einen simplen Grund dafür, bei dieser Übung ein *leichtes* Gewicht zu benutzen: Ihre Muskeln sollen nicht kontrahieren. Das würde dem eigentlichen Zweck der Überzüge entgegenstehen. Das Gewicht dient allein dazu, den Dehnungsvorgang zu erleichtern. Wenn Sie noch mehr aus dieser Übung herausholen möchten – allerdings auf Kosten einer angenehmen Ausführung – wählen Sie die spezielle Bewegung, die von Charles A. Ramsey** entwickelt wurde: Halten Sie Ihre Hüften am Boden und stützen Sie den oberen Rücken auf eine niedrige Bank (Teegarden 1942).

Eine weniger bekannte Übung, die dem gleichen Zweck dient wie Überzüge mit gestreckten Armen, ist der „Rader-Brustzug" (Rader 1951; Page 1986). Seine Ausführung erfordert einen kleinen Lernprozeß, bringt aber weit größere

---

* „Wie es Ihnen am bequemsten erscheint" bezieht sich in diesem Fall auf das Ziel der Brustkorbdehnung und nicht im allgemeinen Sinne auf Komfort. Die bittere Wahrheit ist, daß die meisten Übungen dieser Art in der Ausführung etwas unangenehm sind. Weil es sich in diesem Fall aber auszahlt, ein wenig Unbequemlichkeit in Kauf zu nehmen, sind Schmerzen, die Muskelwachstum verheißen, ernsthaften Kraftsportlern oft höchst willkommen (Hise 1941).

Erfolge als Standardüberzüge. Ergreifen Sie für den Rader-Brustzug einen unbeweglichen Gegenstand etwa in Kopfhöhe, atmen Sie tief ein und ziehen Sie gleichzeitig herunter und einwärts. Sie können den Rahmen einer Tür oder eines Powerracks benutzen, oder den oberen Teil eines Kühlschranks – einfach alles, was sich ungefähr in Kopfhöhe befindet und Ihnen ermöglicht, herunter und zum Körper hin zu ziehen. Wenn Sie ziehen, sollten Sie den oberen Bogen Ihres Brustkorbs spüren. Doch wahrscheinlich werden Sie erst mit unterschiedlichen Griffen experimentieren und an der Technik feilen müssen, um maximalen Nutzen zu erzielen.

Sie können Rader-Brustzüge mit leicht gebeugten oder geraden Armen durchführen; ebenso wie bei den Überzügen sollten Sie versuchen, die Bauchmuskeln nicht anzuspannen. Richtig ausgeführt, werden beide Übungen einen merklichen Zug auf das Brustbein ausüben (ein Zeichen dafür, daß sie wirken) und vielleicht einen tiefen Schmerz in der Brust hervorrufen. Lassen Sie also ein wenig Vernunft walten, wenn

---

** Charles A. Ramsey hat eigentlich mehr als nur eine Fußnote verdient. Er war ein britischer Gentleman mit Oxford-Ausbildung, der als Jugendlicher vom großen Eugen Sandow trainiert wurde und es im Ringen zu etlichen Titeln brachte. Später eröffnete er eine Reihe von Bankfilialen, die heute als „Citibank" weltweit bekannt sind. Ramsey lebte in Harlem, wo er als freiwilliger Gemeindehelfer einen Nachbarschaftsclub leitete, der viele ausgezeichnete Gewichtheber hervorgebracht hat (Ramsey 1940; Pride 1954). Für uns ist in diesem Zusammenhang von Bedeutung, daß J. C. Hise Charles A. Ramsey „...den zweifellos größten Individualtrainer unserer Zeit..." genannt hat (Hise, ca.1938).

Sie Ihren Brustkasten dehnen; quälen Sie sich nicht. Ganz gleich, welche Übung zur Brustdehnung Sie wählen, nutzen Sie auch die Zeitspanne zwischen einzelnen Übungen und zwischen den Trainingseinheiten, um schnell einige Sätze davon zu absolvieren.

Dave Draper, der diese Dehnübungen immer wieder lobend erwähnte, hat Kurzhantelüberzüge „...mit nahezu jeder anderen Übung..." kombiniert (Draper 1988, S. 38). Machen Sie sich aber bewußt, daß ein paar Minuten Stretching die Folgen einer langjährigen schlechten Körperhaltung nicht über Nacht ausgleichen werden. Falls Sie nicht bereits genug gute Gründe haben, den Rücken gerade zu halten und mit zurückgenommenen Schultern sowie herausgestreckter Brust zu sitzen und zu stehen – schon sehr bald werden Sie durch die strikte Befolgung des 20er-Kniebeugenprogramms soviel Selbstachtung gewonnen haben, daß eine aufrechte Körperhaltung unvermeidlich wird!

Der untere Rücken

Selbst wenn Sie die Kniebeugen korrekt ausführen und Ihren Oberkörper dabei so aufrecht wie möglich halten, wird der untere Rücken noch stark belastet. Der so quasi nebenbei erzielte Trainingseffekt ist derart groß, daß viele Sportler auf spezielle Übungen für den unteren Rücken verzichten. Allen Athleten, die diese Muskelpartie neben Hüften und Beinbizeps extra trainieren wollen, empfehlen wir Kreuzheben mit gestreckten Beinen. Diese Variante des Kreuzhebens galt um die Jahrhundertwende als eine der wichtigsten Beinübungen (Paschall 1954b). Ihr Potential für die Entwicklung von Masse und Kraft steht nur wenig hinter dem der Kniebeuge zurück. Trotzdem ist Kreuzheben mit gestreckten Beinen und schweren Gewichten heute nicht mehr allzu populär. Mindestens drei Gründe sprechen dagegen:

1. Nach einem Satz schwerer Kniebeugen ist schweres Kreuzheben wohl das Letzte, was Sie noch unternehmen möchten (abgesehen von noch mehr Kniebeugen).
2. Kreuzheben belastet große Muskelgruppen und erfordert schwere Gewichte; diese Übung bedeutet sehr harte Arbeit, wann immer sie ausgeführt wird.
3. Da der untere Rücken sehr verletzungsanfällig ist, vermeiden viele Trainer und Sportler, diesen Bereich direkt zu trainieren.

Die ersten beiden Punkte beziehen sich auf Ihre Motivation, aber was ist mit dem dritten? Merkwürdigerweise haben viele Sportler herausgefunden, daß schweres, richtig ausgeführtes Kreuzheben mit gestreckten Beinen, kombiniert mit gesundem Menschenverstand, das beste Rezept ist, um Rückenprobleme *zu vermeiden*. Gehen Sie mit Umsicht an diese Übung heran, und behalten Sie die korrekte Technik bei; so lassen sich Verletzungen beim Kreuzheben am besten verhindern. Hüten Sie sich vor Wiederholungen mit durchgedrückten Beinen, rundem Rücken oder gesenktem Kopf (Benjamin 1983, S. 36). Eine gute Idee ist es, sich zum Kreuzheben auf eine leicht erhöhte Plattform zu stellen, so daß die Hantelstange bis zu den Fußspitzen herabgelassen werden kann. Andere wiederum bevorzugen das Gegenteil: Hise z.B. entwickelte einen hölzernen Prellbock, um die Hantel in der unteren Phase der Bewegung abzufedern (siehe Eells 1940a, Rader 1946).*

Sie sollten Ihre Beine nicht ganz durchstrecken, um den Druck von den Knien zu nehmen, aber wenn Sie die Übung einmal begonnen haben, ist es besser, die Beinhaltung nicht mehr zu ändern. Genau wie bei der Kniebeuge wird Ihnen die Blickfixierung auf einen imaginären Punkt in Kopfhöhe helfen, den Rücken gerade zu halten. Dies allein ist der Schlüssel zum Masseaufbau im Rücken – im Gegensatz dazu müssen Sie mit Verletzungen rechnen, wenn Sie sich nicht an diese Regel halten.

Falls Sie ein Vorbild benötigen, um sich die Auswirkungen schweren Kreuzhebens mit gestreckten Beinen auf Ihre Kraft- und Masseentwicklung auszumalen, denken Sie an John Grimek, der in korrekter Technik mehrere Wiederholungen mit 500 Pfund absolvieren konnte (Paschall 1954b).

---

* Um Ihnen eine Vorstellung davon zu geben, wie solch ein Prellbock funktioniert, stellen Sie sich ein Brett vor, das an beiden Enden auf einem Ziegelstein aufliegt. Plazieren Sie eine zweite Konstruktion dieser Art parallel zur ersten, und bestimmen Sie den Abstand zwischen den zwei Brettern so, daß Sie die Langhantel auf ihnen ablegen können (das Gewicht der Langhantel liegt jeweils auf einem Brett auf). Auf dieser simplen Vorrichtung können Sie nun die Langhantel wie von einem Prellbock abfedern lassen.

Die Waden

Viele Sportler streichen Wadenübungen aus ihrem Trainingskonzept, sobald sie ein Masse- und Kraftprogramm befolgen. Wenn Sie dagegen Wadenheben hinzufügen möchten – kein Problem. Variieren Sie Ihre Fußstellung, indem Sie die Zehen nach innen oder nach außen zeigen lassen, doch nutzen Sie stets den vollen Bewegungsradius aus – auf den Fußspitzen ganz hinauf und bis zur völligen Wadenstreckung kontrolliert wieder herunter, ohne zu wippen.

Sie wollen Ihre Waden trainieren, haben aber keine Wadenmaschine zur Verfügung? Nichts leichter als das: Nageln Sie ein kleines, rechteckiges Stück Holz unter einem Balken fest (um ihn am Wegrutschen zu hindern), runden Sie die oberen Kanten ab und Sie haben, was Sie brauchen. Sollte Ihnen das zu kompliziert erscheinen, stellen Sie sich einfach auf eine Treppe, einen Bordstein oder einen unbeweglichen Gegenstand passender Höhe. Trainieren Sie ein Bein nach dem anderen; mit einer Hand halten Sie sich fest, in der anderen halten Sie eine Kurzhantel. Planen Sie wie gewöhnlich ein, mit möglichst hohen Gewichten zu trainieren.

Als Arnold Schwarzenegger sein großes Vorbild Reg Park zum ersten Mal besuchte, führte der gerade beidfüßiges Wadenheben mit 800 Pfund aus (Schwarzenegger und Hall 1979).

Die Bauchmuskeln

Gut entwickelte Bauchmuskeln sind nicht nur schön anzusehen, sie unterstützen auch eine aufrechte Körperhaltung, vermeiden Zerrungen im Rücken und erleichtern das Training des gesamten Oberkörpers. Bauen Sie also ein wenig Bauchtraining in Ihr Programm ein. Ein oder zwei Sätze Ihrer Lieblingsübung sind schon genug, egal ob Bauchpressen, Beinheben, Sit-ups mit angewinkelten Beinen oder andere Übungen. Sie müssen nicht Stunden damit verbringen, sich auf dem Bauchbrett zu quälen, aber vernachlässigen Sie diesen wichtigen Bereich nicht.

Allgemeine Punkte

Ausführung der Übungen

Wir empfehlen Ihnen, die Grundübungen stets sehr präzise auszuführen. Begehen Sie nicht den Fehler, eine saubere Technik höheren Trainingsgewichten zu opfern. Sie belasten Ihre Muskeln auf diese Weise nicht stärker, sondern weniger! Da bei den Grundübungen immer mehrere Muskelgruppen eingesetzt werden, eignen sie sich ohnehin gut für schwere Gewichte, auch wenn Sie am richtigen Übungsstil festhalten. Denken Sie daran, daß bei einer korrekten Ausführung die anvisierten Muskeln optimal gefordert werden; Abfälschen überträgt nur einen Teil der Belastung auf eine andere Muskelgruppe und bringt darüber hinaus mehr Nachteile als Vorteile mit sich. Wenn Sie z.B. bei Langhantelcurls Ihren Oberkörper stark vor- und zurückschwingen, funktionieren Sie eine gute Armübung zu einer schlechten Rückenübung um. Andererseits ist nichts dagegen einzuwenden, bis zur letztmöglichen Wiederholung bei der korrekten Technik zu bleiben, um dann noch ein oder zwei abgefälschte Wiederholungen anzuhängen.

Auswahl und Steigerung der Trainingsgewichte

Beginnen Sie mit moderaten Gewichten, besonders wenn Sie bisher noch nicht regelmäßig hart trainiert haben, und steigern Sie die Belastung allmählich. „Moderate Gewichte" sind Gewichte, die Ihnen erlauben, die vorgegebenen Wiederholungen in tadellosem Stil auszuführen, ohne sich dabei völlig zu verausgaben. Sie „steigern" das Gewicht „allmählich", indem Sie jedesmal, wenn Sie alle Wiederholungen geschafft haben, das Gewicht um 2,5 oder 5 kg erhöhen.

Mit Ausnahme der Kniebeuge werden Sie bei den Übungen wahrscheinlich irgendwann einen Punkt erreichen, an dem Sie nach der letzten Steigerung des Gewichts nicht mehr die volle Anzahl an Wiederholungen schaffen. Das ist O.K. – bleiben Sie einfach bei dem neuen Gewicht, bis Sie die geforderte Wiederholungszahl erreichen, und steigern dann erneut. Lassen Sie uns das am Beispiel Bankdrücken veranschaulichen: Sie machen in der Regel Sätze mit zwölf Wiederholungen. Nachdem Sie alle zwölf Wiederholungen mit 80 kg mehrere Male bewältigt haben, fügen Sie beim nächsten Training 5 kg hinzu und stellen fest, daß Sie mit diesem Gewicht jetzt nur noch neun Wiederholungen schaffen. Bleiben Sie bei dem neuen Gewicht, in unserem Beispiel 85 kg, bis Sie damit zwölf Wiederholungen zustande bringen, bevor Sie die nächste Steigerung angehen.

Bei den Kniebeugen sollten Sie ebenfalls mit einem moderaten Gewicht beginnen, doch die Steigerung ist sehr einfach: Laden Sie bei jedem Training 2,5 oder 5 kg mehr auf die Langhantel, und führen Sie jedesmal alle zwanzig Wiederholungen aus!

Dehnungsübungen

Beginnen Sie das Training immer mit einigen Minuten Dehnungsgymnastik, auch Stretching genannt. Begehen Sie nicht den verbreiteten Fehler, dies für überflüssig zu halten! Stretching macht Sie nicht nur beweglicher, sondern verkürzt auch Ihre Trainingszeit, da Sie mit aufgewärmten Muskeln das Programm schneller durchlaufen können. Stretching minimiert zudem das Verletzungsrisiko; Verletzungen sind so ziemlich das größte Hindernis auf dem Weg zu einem muskulösen Körper. Falls Sie dennoch meinen, ein Kraftpaket wie Sie hätte es nicht mehr nötig, sich mit Gymnastik vor anderen lächerlich zu machen – besuchen Sie einmal einen Powerlifting-Wettbewerb und sehen Sie, was diese schweren Jungs anstellen, bevor sie sich der vollgepackten Langhantel nähern!

Aufwärmen

Nach einigen Minuten Stretching folgt der nächste Schritt zur Vorbereitung Ihrer Muskeln auf das Training – einige Aufwärmsätze mit leichten Gewichten. Glauben Sie nicht, daß dies Zeitverschwendung ist. Sorgfältiges Aufwärmen dient dazu, Ihnen beim Training ein gutes Gefühl zu geben, schwerere Gewichte zu heben und Verletzungen zu vermeiden. All das bedeutet Fortschritt. Wenn Sie die Zeit finden, zu trainieren, haben Sie auch die paar Minuten für das Aufwärmen übrig.

Wieviel Aufwärmtraining ist notwendig und welche Möglichkeiten gibt es? Die meisten Kraftsportler beginnen jede Übung mit einem oder zwei leichten Aufwärmsätzen, wobei sie das Gewicht von Satz zu Satz steigern. Dies empfiehlt sich vor allem für Übungen mit niedrigen Wiederholungszahlen (fünf oder weniger Wiederholungen pro Satz).

Bei einem Training mit höheren Wiederholungszahlen (mindestens zehn Wiederholungen pro Satz) reicht es in der Regel aus, ein oder zwei Aufwärmsätze, spezifisch für die erste Übung, am Anfang des Programms durchzuführen. Eine weitere Möglichkeit ist die, sich generell am Anfang des Programms aufzuwärmen und nur vor wirklich schweren Übungen (so wie den Kniebeugen) ein oder zwei spezifische Aufwärmsätze zu absolvieren. Für ein generelles Aufwärmen zu Beginn des Programms wählen Sie am besten eine Übung, die alle großen Muskeln mit einbezieht und Puls sowie Atmung deutlich steigert. Gut geeignet ist z.B. das Umsetzen und Drücken. Ein dutzend Wiederholungen mit gemäßigtem Gewicht sollten ausreichen. Schon nach kurzer Zeit werden Sie herausgefunden haben, wieviel und welche Art von Aufwärmtraining optimal für Sie ist. Im Zweifel machen Sie lieber zuviel Aufwärmübungen als zuwenig.

Ausrüstung

Um einen massigen und starken Körper aufzubauen, brauchen Sie keine aufwendige Ausrüstung. Sie können das 20er-Kniebeugenprogramm ebenso gut zu Hause wie in jedem Studio durchführen. Tatsächlich sind die meisten der mit Computern und raffinierten Gegengewichten ausgestatteten Maschinen für dieses Trainingssystem nicht so gut geeignet wie die simple Grundausrüstung für den Kraftsport, bestehend aus einer Langhantel, einer Bank und einem Kniebeugenständer.

Wählen Sie Ihre Ausrüstung nach der Funktion, nicht nach der Erscheinung aus. Robustheit ist bei weitem das wichtigste Kriterium. Das sollte eigentlich jedem klar sein, aber wenn man manchmal sieht, wie Sportler schweres Bankdrücken auf einer wackeligen Bank ausführen, muß man sich fragen, wie weit der gesunde Menschenverstand wirklich reicht. Ohne sich den Extremfall auszumalen, daß eine Bank mitten im Satz zusammenbricht – schon das gar nicht so seltene Erlebnis, daß eine über den Kopf gehaltene Kurzhantel auseinanderfällt, weil die Scheiben nicht sorgfältig befestigt worden sind, sollte selbst den dickköpfigsten Athleten überzeugen, daß nur stabiles Gerät das Richtige ist. Alles was Sie für das „Super Kniebeugen"-Programm benötigen, ist eine gute Langhantel mit intakten Verschlüssen, ein Kniebeugenständer, eine Bank, ausreichende Absicherung oder Hilfestellung, viel Gewicht und das Verlangen, es zu heben.

Als Langhantelstange sollten Sie allerdings nicht die erstbeste wählen, obwohl für Anfänger die einfachste Stahlstange von 1,50 m Länge und 2,5 cm Durchmesser ausreicht. Eine kaltgeschmiedete Stahlstange eignet sich besser wegen ihrer größeren Härte. Im Idealfall sollte sie 1,80 m oder 2,20 m lang sein. Wenn Geld keine Rolle spielt, können Sie losziehen und eine professionelle Olympia-Hantel der feinsten Qualität mit einer halben Tonne Gewichtsscheiben kaufen, aber auch eine weniger teure Hantel erfüllt ihren Zweck.

Obwohl in den Studios nicht so verbreitet, sollten Sie doch eher eine Olympia-Hantelstange wählen, deren Enden nicht drehbar sind. So bekommen Sie eine Stange von erster Qualität – mit all dem, was eine feine Gewichtheberstange ausmacht – ohne den Aufpreis für kugelgelagerte Enden und Olympia-Gewichtsscheiben zahlen zu müssen. Erkundigen Sie sich also nach Herstellern, die ihre besten Stangen ohne kugelgelagerte Enden anbieten, und Sie können Ihre Ausgaben um die Hälfte kürzen. Zudem sparen Sie beim Kauf von Gewichtsscheiben noch einmal.

Nicht ganz so professionell, aber einer normalen Sporthantelstange noch weit überlegen wäre eine 2,20 m lange Stange aus Stahl, die speziell für größere Belastung entwickelt worden ist. Diese Langhantelstange wird nicht die Elastizität einer Olympia-Stange aufweisen, aber Sie müßten sich wenigstens keine Sorgen machen, daß sie sich verbiegt, wenn Sie schwere Gewichte aufpacken. Gehen Sie sicher, daß der Durchmesser Ihrer Stange nicht mehr als 2,7 cm beträgt, da die meisten Gewichtsscheiben eine Bohrung von 2,85 cm aufweisen. Es gibt nichts Ärgerlicheres, als günstig ein Paar 20 kg-Scheiben zu erwerben, um dann herauszufinden, daß sie nicht auf die Hantelstange passen!

Gewichtsscheiben für Langhanteln gibt es in den unterschiedlichsten Qualitäten und Preislagen, doch diese beiden Kriterien decken sich nicht immer. Wenn Sie Ihre Scheiben nach Gewicht auswählen und nicht nach dem Aussehen, können Sie eine Menge Geld sparen. Viele große Sportler aus vergangenen Tagen haben Flugzeug- und Traktorreifen oder andere einfache Materialien zusammen mit normalen Hantelscheiben benutzt.

Bei allen Kosten für die Ausrüstung hat Training mit Gewichten einen Vorteil aufzuweisen: Sie müssen nicht gleich am ersten Tag 500 kg einkaufen – Sie können vielmehr nach und nach ein paar neue Scheiben erwerben. Sofern Sie sich nicht aus Kostengründen für eine 3,60 m lange Stange und die unhandlichen, mit Sand gefüllten Plastikscheiben entscheiden müssen, kaufen Sie entweder solide Metallscheiben oder, falls Geld keine Rolle spielt, Gewichtsscheiben von erster Qualität. Kontrollieren Sie aber von Zeit zu Zeit, ob die Verschlüsse noch intakt sind – einige, egal wie zuverlässig sie aussehen, lassen sich ohne Vorschlaghammer einfach nicht sicher befestigen. Das bedeutet, daß sie ziemlich unnütz sind, da sie kaum fest genug halten, um die Scheiben auf der Stange zu fixieren. Sichere Verschlüsse sind auch für Ihre Kurzhanteln unverzichtbar. Testen Sie immer erst die Verschlüsse, bevor Sie eine Hantel über das Gesicht heben. Sollte Ihnen das zu mühselig erscheinen, halten Sie für alle Fälle die Adresse eines guten Zahnarztes bereit.

Bänke gibt es in unzähligen Varianten, doch eine solide Flachbank reicht für Ihre Zwecke völlig aus. Eine mit Ablage für die Langhantel wäre das Gerät der ersten Wahl. Wenn Sie es gern luxuriös haben, suchen Sie sich eine Bank mit verstellbarer Lehne und verstellbaren Langhantelablagen aus. Es gibt sogar Bänke, die noch zusätzliche Sicherheitsablagen aufweisen. Komplett verschweißte robuste Stahlbänke sind zu bevorzugen. Neben einer soliden Grundkonstruktion bietet das Gewicht einer Bank eine gute Möglichkeit, ihre allgemeine Stabilität einzuschätzen. Wenn Sie mit einer Flachbank vorlieb nehmen wollen, können Sie mit einfachem Werkzeug und schwerem Bauholz selbst etwas absolut Geeignetes zusammenbauen.

Gute Kniebeugenständer sind der letzte, aber nicht der unwichtigste Punkt auf Ihrer Ausrüstungsliste. Es können die normalen, freistehenden Ständer mit schwerem Fuß sein, ein Powerrack, ein Stufenständer, oder etwas Vergleichbares. Wieder einmal ist Stabilität die Hauptanforderung, neben einer praktischen Ausführung. Bei der Auswahl geeigneter

Kniebeugenständer sind Ihrer Phantasie keine Grenzen gesetzt. Erinnern Sie sich, wie J. C. Hise abgesägte Äste benutzte, die er gegen einen Schuppen lehnte (Teegarden 1988a)? Athleten, die in der Stadt wohnen, sind nicht weniger einfallsreich – ich selbst kenne einen, der in der Küche seiner Eigentumswohnung in San Francisco trainierte und zwei solide Barhocker als Kniebeugenständer benutzte. Ein anderer Städter entwickelte einen klappbaren Ständer, den er zum Training am Schlafzimmerschrank befestigte und danach unter dem Bett verstaute (Salvati 1964).

Vergessen Sie auf keinen Fall, ausreichende Sicherheitsvorkehrungen für Kniebeugen und Bankdrücken zu treffen: Am besten ein oder zwei Freunde, die Ihnen zur Seite stehen!

Trainingspläne

Hier nun einige Trainingspläne zur Auswahl, die Ihnen zu einem starken und massigen Körper verhelfen und dabei alle Übungen einschließen, die einer besseren Gesundheit förderlich sind. Beginnen Sie jedes dieser Programme mit moderaten Gewichten, aber steigern Sie sie beständig.

Das Basisprogramm

Das Basisprogramm ist um den einen, schweren Satz von zwanzig Kniebeugen aufgebaut. Es ist ein ausgezeichnetes System für alle, die auf ihr bisheriges Training gut angesprochen haben, oder für Anfänger. Wenn Sie allerdings bis jetzt um jedes Pfund Muskelmasse hart kämpfen mußten, überschlagen Sie dieses Programm und befolgen die verkürzte Variante, die auf der nächsten Seite präsentiert wird. Unser Grundprogramm mag ziemlich knapp erscheinen im Vergleich zu den umfangreichen Hyper-Trainingsprogrammen, die regelmäßig in den Bodybuilding-Magazinen propagiert werden, doch täuschen Sie sich nicht: Die Anzahl der Übungen und Sätze, die wir Ihnen empfehlen, liegt schon sehr nah am Maximum für eine schnelle Massezunahme. Wahrscheinlich werden Sie sogar schneller zulegen, wenn Sie dieses Programm noch kürzen. Das hier abgedruckte Basisprogramm sollte weniger als eine Stunde Zeit in Anspruch nehmen.

Basisprogramm

Nackendrücken im Sitzen	3 x 10
Bankdrücken	3 x 12
vorgebeugtes Rudern	2 x 15
Langhantelcurl	2 x 10
Kniebeugen	1 x 20
Rader-Brustzüge	1 x 20
Kreuzheben mit gestreckten Beinen	1 x 15
Rader-Brustzüge	1 x 20
Wadenheben	3 x 20
Bauchpressen	1 x 25

Denken Sie daran, jeden Satz sauber auszuführen, und scheuen Sie sich nicht, einige der oben aufgeführten Übungen durch andere zu ersetzen, die Ihnen mehr zusagen. Sie ziehen vielleicht die Military Press dem Nackendrücken vor, oder Überzüge mit gestreckten Armen den Rader-Brustzügen. Eventuell wollen Sie auch zuerst Langhantelcurls ausführen, um dann zu Curls mit der SZ-Stange überzugehen.

Das verkürzte Programm

Wenn Sie Probleme haben sollten, mit dem Grundprogramm an Gewicht zuzulegen, versuchen Sie folgendes System:

Kurzprogramm	
Bankdrücken	2 x 12
Kniebeugen	1 x 20
Überzüge	1 x 20
Vorgebeugtes Rudern	2 x 15

Dieses simple Programm hat schon bei vielen Leuten, die mit keinem anderen Trainingssystem Masse aufbauen konnten, ein Wunder bewirkt. Die Kombination der drei wichtigsten Grundübungen – Bankdrücken, Kniebeugen und vorgebeugtes Rudern – entspricht exakt Peary Raders Empfehlung für „...großartige Resultate, sowohl für die Beine, als auch für den Oberkörper..." (Rader 1964, S. 25). Doch Sie müssen alle Sätze bis zur totalen Erschöpfung ausführen: Kämpfen Sie um jede letzte Wiederholung. Versuchen Sie, wirklich bei jeder Trainingseinheit das Gewicht zu steigern: Beim Bankdrücken und vorgebeugten Rudern ebenso wie bei den Kniebeugen.

Trainingsfrequenz

Die meisten Leute trainieren mit einem dieser Programme an drei Tagen in der Woche, vorzugsweise jeden zweiten Tag, z.B. Montag, Mittwoch und Freitag. Nur wenige Sportler können sich von dieser Belastung nicht ausreichend erholen und trainieren deshalb lieber zweimal pro Woche, wie z.B. am Montag und am Donnerstag. Wieder andere werden herausfinden, daß sie zumindest die Kniebeugen am besten nur jeden fünften oder sechsten Tag trainieren. Stimmen Sie das Programm auf Ihre Bedürfnisse ab, und entwickeln Sie ruhig eine individuelle Formel, etwa ein Training an drei Tagen in der Woche, das zweimal Kniebeugen beinhaltet.

Wie können Sie echtes Übertraining von Unlust und eingebildeten Schmerzen, sprich Faulheit unterscheiden? Ein leichtes Ziehen in den Muskeln sollte Sie nicht vom Training abhalten, da es mit dem ersten Aufwärmsatz verschwinden wird. „Übertraining" bedeutet tiefen Muskelschmerz, der Ihnen deutlich zu verstehen geben sollte, daß die Gefahr einer Verletzung besteht, wenn Sie sich zu einer weiteren Trainingseinheit zwingen, ohne sich zuvor ausreichend erholt zu haben. Ein weiterer, sicherer Indikator für Übertraining ist eine Erhöhung des Ruhepulses. Gewöhnen Sie sich an, Ihren Puls jeweils am Morgen, kurz nach dem Aufstehen, zu mes-

sen. Sollte der Puls erhöht sein, haben Sie sich höchstwahrscheinlich vom letzten Training noch nicht regeneriert. In diesem Fall ist Ruhe angebracht.
Begehen Sie keinen Fehler im Bezug auf eine Überlastung: Sie können sich immer noch durch ein Training quälen, bevor Sie sich vom letzten erholt haben, doch um den Preis eines *Verlusts* von Muskelmasse und Kraft. Übertreiben Sie lieber die Erholungsphasen; begreifen Sie aber, daß Sie ganz ohne Training auch nicht zulegen werden! Die Frage nach der richtigen Balance von Training und Erholung klingt vielleicht komplizierter, als sie wirklich ist. Beginnen Sie mit drci Trainingseinheiten pro Woche. Falls Ihre Beine noch schmerzen, wenn das nächste Training ansteht, fügen Sie einen Extra-Erholungstag zwischen den Trainingseinheiten ein. Sollte sich Ihre Verfassung dann nicht bessern, nehmen Sie einen weiteren Erholungstag hinzu und so weiter. Wenn Sie umgekehrt bisher zweimal in der Woche trainiert haben, sich gut regenerieren und es nun mit drei Trainingseinheiten pro Woche versuchen wollen – probieren Sie es aus.

Ein Alternativprogramm

Niemand kann über lange Zeit ununterbrochen an Muskelmasse zulegen; der Schlüssel zu kontinuierlichen Fortschritten liegt darin, Monotonie zu vermeiden. Die beste Methode, einer Gewöhnung an das Programm und Langeweile aus dem Weg zu gehen, ist ein Wechsel des Trainingsprogramms, bevor sich Übertraining einstellt. Abwechslung ist oft sogar besser als eine längere Trainingspause. Das Geheimnis effektiver Trainingsplanung ist die abwechselnde Durchführung von Programmen, die sich zwar ergänzen, aber unterschiedlich genug sind, um Geist und Körper immer wieder aufs Neue anzuregen.

Das schwere 20er-Kniebeugenprogramm zielt auf Masse- und Kraftgewinn ab; es wäre daher wenig sinnvoll, dieses Programm im Wechsel mit einer Reduktionsdiät und Aerobic-Training einzusetzen. Entschieden besser ist die Kombination mit einem Kraftprogramm, das auf niedrigen Wiederholungszahlen, mehr Sätzen und vielleicht mehr Übungen basiert. Tatsächlich ist ein Kraftprogramm mit wenig Wiederholungen für diesen Zweck wie geschaffen, da es das Hauptziel Ihres „Super Kniebeugen"-Programms teilt, aber in anderer Weise angeht. Hier ein Vorschlag für ein solches Alternativprogramm:

Alternativprogramm

Umsetzen und Drücken	5 x 5
Kurzhanteldrücken alternierend	5 x 5
Schrägbankdrücken	5 x 5
Rudern aufrecht	5 x 5
Kurzhantelcurls alternierend	5 x 5
Kniebeugen (nach jedem Satz ein Satz leichter Überzüge)	5 x 5
Beinheben	2 x 25

Betrachten Sie dieses Programm, wie schon das Basisprogramm, als ein Beispiel zur Strukturierung Ihres Trainings; ersetzen Sie einzelne Übungen nach Belieben. Kombinieren Sie sechs Wochen Training nach dem 20er-Kniebeugenprogramm mit sechs Wochen dieses Kraftprogramms. Damit setzen Sie Ihren Körper ständig wechselnden Anforderungen aus und werden Ihre enormen Fortschritte beim Aufbau von Muskelmasse und Kraft beibehalten.

Es gibt noch eine weitere Möglichkeit, Monotonie zu vermeiden und kontinuierlich zuzulegen, die Ihnen zusätzlich eine Pause von den Anforderungen des Basisprogramms gönnt: Sie kombinieren verschiedene Zyklen nach dem Schema des Grundprogramms. Bei dieser Methode werden die Kniebeugen entweder in drei Sätzen mit 10–12 Wiederholungen, oder in zwei Sätzen mit 15 Wiederholungen trainiert. Beide Alternativen bilden eine erfrischende Abwechslung und werden Ihnen zu ungeahnten Aufbauerfolgen verhelfen. Bei der 3 x 10–12 Methode benutzen Sie für alle drei Sätze das gleiche Gewicht; beim 2 x 15-Programm wählen Sie Ihr Maximum für den ersten Satz, reduzieren das Gewicht für den zweiten aber um 45 kg. Sie werden sehen: Nicht nur Ostdeutsche und Russen können massig und stark werden!

4 Die anderen Faktoren: Ernährung, Erholung und Einstellung

Bis hierher haben wir uns auf den Trainingsanteil der Formel für Muskelwachstum konzentriert. Doch wie schon bei der Diskussion der Trainingshäufigkeit angeklungen ist – durch Training allein kann man keinen starken, muskulösen Körper aufbauen. Die anderen Faktoren sind Ernährung, Erholung und Einstellung.

Ernährung

Nicht nur die Auffassung von einer gesunden Ernährung, auch die heutige Rolle von Kraftsportlern als Trendsetter unterscheidet sich gravierend von den Zeiten, als J. C. Hise' Anhänger nach ihren schweren Kniebeugen erst einmal literweise Milch hinunterstürzten. Heute ist sich beinahe jeder der Tatsache bewußt, daß die Ernährung das Wohlbefinden entscheidend beeinflußt, und es gibt kaum jemanden, der diese

Erkenntnis völlig mißachtet, egal ob nun auf den Verzehr von Salz, Zucker, Kalorien, gesättigten Fetten oder Konservierungsstoffen geachtet wird. Doch trotz aller Errungenschaften moderner Wissenschaft hat sich eines nicht verändert: Was für den Hise-Clan gut funktioniert hat – der Verzehr großer Mengen proteinreicher Nahrung – ist noch immer der beste Weg zum Aufbau von Muskelmasse.

Als Bodybuilder und Gewichtheber ernsthaft daran gingen, wirksame Methoden für den Muskelaufbau zu entwickeln, war das beste Rezept schnell gefunden: Proteinreiche Kost mit vielen Kalorien. Eine logische Schlußfolgerung, da Muskeln aus Protein bestehen und Kalorien die Basiseinheit der Energie sind. Von dieser Erkenntnis aus war es nur ein kurzer Schritt zu der Folgerung „Wer mehr Muskeln aufbauen will, muß die Aufnahme von Protein und Kalorien steigern". So wurde proteinreiche und hochkalorische Kost zur anerkannten Voraussetzung für eine Gewichtzunahme, und man ordnete dieser Ernährung folgende Vorteile zu: gesteigerte Energie, Kraft und Muskelumfang sowie Erhaltung einer scharfen Muskeldefinition (Stephens 1963).

Milch war und ist zweifellos noch heute das Nahrungsmittel der ersten Wahl, um nach der traditionellen Methode Masse aufzubauen: Sie enthält viel Protein, ist reich an anderen Nährstoffen, leicht in großen Mengen zu konsumieren, und – am wichtigsten – *jeder,* der die schweren Kniebeugenprogramme befolgte und genügend Milch trank, legte an Gewicht zu. Wieviel Milch ist genug? Die generelle Empfehlung lautet, mindestens zwei Liter am Tag zu trinken. Das mag sich nach einer großen Menge anhören, wenn Sie gerade erst mit Krafttraining begonnen haben. Tatsächlich sollten Sie dies sogar als Minimum ansehen, wenn Sie wirklich zunehmen wollen; drei bis vier Liter Milch am Tag sollten Ihr Ziel sein. Seien Sie angesichts dieser Menge nicht entmutigt – es ist gut zu schaffen, wenn Sie über den Tag verteilt immer wieder ein Glas trinken.* Und falls Sie es wieder einmal satt haben sollten, die Milch in Ihrem Magen gluckern zu hören, denken Sie nur daran, daß dies der wunderbare weiße Stoff ist, der Ihre Muskeln wachsen läßt.

Planen Sie neben Ihrer Milchration drei große Mahlzeiten täglich ein, inklusive kleinerer Mahlzeiten dazwischen. Sowohl der Umfang Ihrer Hauptmahlzeiten, als auch die Größe und Häufigkeit der Zwischenmahlzeiten hängen davon ab, wie schwer Sie zu Beginn des Trainingsprogramms sind und wie schnell Sie zunehmen möchten. Sie können mit drei Hauptmahlzeiten, der Milchration und einer Zwischenmahlzeit starten. Sollten Sie nicht schnell genug zulegen, steigern Sie den Milchkonsum und / oder die Menge der Zwischenmahlzeiten. Wählen Sie für Ihre Mahlzeiten und Snacks nur

---

* Als ich das 20er-Kniebeugenprogramm zum ersten Mal ausprobierte, hatte ich gerade einen Ferienjob als Bauarbeiter. Das hielt mich aber nicht davon ab, meine Milch zu trinken. Jeden Morgen packte ich eine Riesen-Thermosflasche, randvoll mit Milch in meine Arbeitstasche. Am Ende hatte ich in nur sechs Wochen 30 Pfund zugenommen. Als ich Peary Rader von diesem großartigen Erfolg berichtete, brachte der „Iron Man" einen Artikel darüber (Strosser [sic] 1969).

vollwertige Nahrungsmittel wie Fleisch, Fisch, Hähnchen, Milchprodukte, Eier, ganze Körner, Hülsenfrüchte, frisches Obst und Gemüse. Wenn Sie auf Junk Food verzichten und gesunder Kost den Vorzug geben, werden Sie besser aussehen und sich auch besser fühlen.

Ernährungsbeispiel

Der Ernährungsplan auf der gegenüberliegenden Seite liefert die für eine Gewichtszunahme empfohlene Kalorienmenge und ausreichend Protein (Bickel 1964). Diese Empfehlung wartet mit 4750 Kalorien sowie 253 Gramm Eiweiß auf und hat in Kombination mit dem 20er-Kniebeugenprogramm schon ungezählten Sportlern zu mehr Muskeln und Kraft verholfen. Modifizieren Sie unseren Ernährungsplan, um ihn auf Ihre Bedürfnisse abzustimmen – ergänzen Sie, lassen Sie weg, oder tauschen Sie Nahrungsmittel aus, wie Sie es für richtig halten.

Das Erste, was Ihnen wahrscheinlich an diesem Exempel auffällt, ist die große Nahrungsmenge, die Sie zu verzehren haben. Es wurde entwickelt, als es noch keine Sporternährungskonzentrate gab und stützt sich daher allein auf natürliche Lebensmittel, um das angestrebte Soll an Kalorien und Eiweiß zu erreichen. Andere Ernährungsempfehlungen dieses Typs waren sogar noch komplexer, indem z.B. schon das Frühstück um eine Reihe weiterer Zutaten ergänzt wurde: Ein Glas Orangensaft, eine Schüssel Haferflocken, etwas Schinken oder Speck; vielleicht auch noch ein weiteres Ei und noch ein Glas Milch. Als nächstes bemerken Sie vielleicht, das diese Kost viel Cholesterin enthält, was Ihnen als sicherer Weg zur Entwicklung von Arteriosklerose erscheinen mag. Falls Sie deswegen an unserem Ernährungsplan zweifeln,

Ernährungsplan

7.00 Uhr: Frühstück
3 Eier, 1 Schnitte Brot, 1 Glas Milch

9.30 Uhr: Snack
1/2 Sandwich (Fleisch oder Wurst), 1 Glas Milch

12.00 Uhr: Mittagessen
1 Sandwich (Fleisch oder Wurst),
1 Sandwich (Käse), 1 Glas Milch, 1 Stück Obst

15.00 Uhr: Snack
1 Ei (hartgekocht), 1 Scheibe Käse, 1 Glas Milch

18.00 Uhr: Abendessen
300 g Fleisch, 2 versch. Gemüse, 2 Glas Milch,
1 Stück Obst

21.00 Uhr: Snack
100 g Käse, 2 Glas Milch

sprechen Sie bitte mit Ihrem Hausarzt darüber; bedenken Sie aber, daß es – ebenso wie bei der scheinbaren Verletzungsgefahr der Knie durch tiefe Kniebeugen – auch zum Thema Cholesterin verschiedene Theorien gibt.

Die weitverbreitete Ansicht, daß Cholesterin schädlich ist, wird lange nicht von allen Experten geteilt. Schon vor mehr als fünfundzwanzig Jahren stellte ein führender Ernährungswissenschaftler fest, daß „...Cholesterin lediglich das kleine, unschuldige Schweinchen ist, das im Scheunentor festklemmt..." (Davis 1965, S. 48). Er wies darauf hin, daß vielmehr eine Unterversorgung mit Stoffen zur Fettverwertung, als die bloße Präsenz von Fetten in der Ernährung einen Risikofaktor darstellt. Die gleiche Quelle besagt auch, daß drei mehrfach ungesättigte Fettsäuren (Linolsäure, Linolensäure und Arachidonsäure), die vor allem in Pflanzenölen vorkommen, eine tragende Rolle bei der Cholesterinverwertung spielen. Das angeblich so schädliche Cholesterin wird auch durch eine andere, bereits 1935 durchgeführte Studie in ein besseres Licht gerückt. Diese Untersuchung zeigte, daß „...eine durch Cholesterin erzeugte, experimentelle Herzerkrankung bereits durch kleine Gaben von Lezithin verhindert werden konnte..." (Davis 1965, S. 50).

Und obwohl unser Ernährungsplan (und die Bedeutung körperlichen Trainings) auch von heutigen Ernährungswissenschaftlern anerkannt wird (vgl. z.B. Kirschmann und Dunne 1984), sind weite Kreise der Bevölkerung noch immer von der Cholesterinphobie erfaßt; eine unbegründete Furcht, die vor allem auf unzureichende Information zurückzuführen ist („...,Readers Digest' Auffassung von der koronaren Thrombose..." – vgl. Gironda 1976, S. 17; Grace 1977, S. 23).

Als die ersten Proteinkonzentrate aufkamen, wurden sie immer öfter in Aufbaudiäten eingebunden und ersetzten schnell die früheren Zwischenmahlzeiten. Viele Sportler gingen im Zuge dieser Entwicklung dazu über, sich ihren eigenen Proteinshake zusammenzustellen, überwiegend auf der Basis von Milch, viel Milchpulver und einer Banane. Diese Zutaten ermöglichten dem Durchschnittsathleten, die Vorzüge eines kommerziellen Proteinkonzentrats zu einem Bruchteil der Kosten zu genießen. Heute schwört beinahe jeder Sportler auf seine spezielle Formel für Eiweißdrinks; einige dieser „Proteinbomben" würden wahrscheinlich sogar einem Grashüpfer zu mehr Muskelmasse verhelfen.

Hier einige Beispiele, mit welchen Zutaten Sie Ihren Proteindrink verfeinern können: Ananas, Pfirsiche, Kokosnuß, Eiscreme, Honig, Zuckerrübensirup, Bierhefe, Sojamehl, Erdnußbutter, getrocknete Leber, Lezithin, Weizenkeimöl, Sonnenblumenöl, Erdnußöl, Eier (roh für tradidionsbewußte Sportler; weichgekocht für Hardcore-Athleten), Thunfisch, und, falls Ihr Mixer noch nicht überquillt, was die Küche sonst noch hergibt. Auf der folgenden Seite finden Sie eine Anleitung für die „klassische Eiweißbombe" aus dem Mixer. Diese Mischung liefert bei einen Liter Flüssigkeit etwa 100g hochwertiges Eiweiß und mehr Kalorien, als daß Sie sich darüber Gedanken machen müßten. Trinken Sie davon eine am

Proteinshake

4 Tassen Vollmilch
2 Tassen Milchpulver
1/4 Tasse Bierhefe
1 Banane
2 Teelöffel Lezithin
1 Teelöffel Weizenkeimöl
1 große Kugel Vanilleeiscreme

Tag, verzehren Sie viel unbehandelte Kost, machen Sie Ihre Kniebeugen, sorgen Sie für ausreichende Erholung, und Sie werden in sechs Wochen soviel Gewicht zulegen, daß Ihre eigene Mutter Sie nicht wiedererkennt.

Ganz gleich, wie Ihr täglicher Ernährungsplan im einzelnen aussieht, das „Super Kniebeugen"-Programm ist reine Zeitverschwendung, wenn Sie sich nicht an unseren Richtlinien orientieren. Selbst J. C. Hise nahm nicht eher zu, bis er sich einer proteinreichen Kost zuwandte, die vor allem auf dem Verzehr von Fleisch basierte (Hise 1940b). Von ihm stammt die Bemerkung: „...das Wichtigste beim Krafttraining ist die Nahrung – eine Menge davon und viel Protein..."; er empfahl, pro Tag zwei bis drei Pfund Fleisch zu verzehren (Hise 1938).

Nahrungsergänzungs-Präparate

Nahrungsergänzungs-Präparate (Supplements) sind in dem oben präsentierten Ernährungsplan nicht berücksichtigt. Wir wollen damit nicht andeuten, daß solche Präparate wertlos sind. Unsere Empfehlungen konzentrieren sich aber auf einfache Lebensmittel, die jeder Supermarkt bereithält. Natürlich können Sie diese Grundkost mit allen Supplements ergänzen, die Sie sich leisten können – beginnen Sie am besten mit Vitamin- und Mineralstoffpräparaten und fahren Sie fort mit Proteinkonzentraten; erst danach sollten Sie andere Supplements hinzufügen, die Sie gern ausprobieren möchten. Bücher mit Ratschlägen zur Sporternährung gibt es zuhauf, doch zwei Autoren sind besonders zu emfehlen: Jerry Brainum und Dr. Frederick C. Hatfield.

Artikel von Jerry Brainum erscheinen regelmäßig in führenden Bodybuildingzeitschriften (z.B. Brainum 1987a, b). Er hat eine Menge praktischer Kraftsporterfahrung und schreibt in einem gut verständlichen Stil. Jerry Brainum ist ein wirklicher Kenner der Szene, er faßt viele der heißen Themen an, die in der aktuellen Ernährungsdiskussion auftauchen und vermittelt stets fundierte Ratschläge. Gerade dies ist heute nicht mehr selbstverständlich – viele, wenn nicht die meisten selbsternannten Ernährungsspezialisten verkaufen ihre Tips zusammen mit den empfohlenen Supplements. Die vielleicht beste Referenz, die Jerry Brainum vorzuweisen hat, ist die Tatsache, daß viele Profi-Bodybuilder seinen Rat suchen (Balik 1988). Dr. Hatfield schreibt ebenfalls für die führenden

Kraftsportmagazine und hat bereits mehrere Bücher über Sporternährung veröffentlicht (z.B. Hatfield 1987). Er ist aktiver Powerlifter und hat seinen Spitznamen „Dr. Squat" (Dr. Kniebeuge) wiederholt einer 1014-Pfund Kniebeuge gerechtfertigt (Lambert 1988) – eine erstaunliche Leistung für einen Mann von 45 Jahren, der weniger als 300 Pfund auf die Waage bringt! Eine bessere Kombination von Ernährungswissen und Kniebeugenkompetenz in einer Person ist wohl kaum zu finden.*

Erholung

Training stimuliert Wachstum, indem es Muskelgewebe zerstört und damit die Voraussetzung für seine Wiederherstellung schafft – größer und stärker als zuvor. Zwei Faktoren bedingen eine erfolgreiche Regeneration: Ernährung und Erholung. Ernährung, wie oben besprochen, versorgt den Körper mit Rohmaterial für den Muskelaufbau. Mindestens ebenso wichtig ist der Erholungsprozeß, sprich adäquate Ruhephasen, in Form von Schlaf und Entspannung. Die Nahrung liefert alle notwendigen Substanzen, die in den Ruhephasen einen Massezuwachs ermöglichen.

---

* Anm. des Verlegers: Sowohl Brainum als auch Hatfield leben in den USA und veröffentlichen in englisch; deutsche Übersetzungen ihrer Artikel erscheinen von Zeit zu Zeit in der „Sportrevue" und in der „Sport und Fitness". Unter den deutschen Experten auf dem Gebiet der Sporternährung sind besonders Friedrich Reuss und Peter Konopka zu nennen. Beide Autoren bedienen sich einer verständlichen Sprache und warten mit vielen praxisorientierten Ratschlägen auf.

Die Gleichung für erfolgreichen Muskelaufbau lautet somit: Training – Essen – Erholung. Zuviel Training, falsche oder nicht ausreichende Ernährung und ein Mangel an Erholungsphasen können Muskelmasse und Kraft sogar reduzieren. Ein Überfluß an Ernährung und/oder Erholung wird entweder zu vermehrtem Fettansatz führen, oder zu einer Muskelwachstumsrate, die unter dem maximal Möglichen liegt.

Sie sollten daher stets versuchen, beide Seiten der Muskelaufbaugleichung auszubalancieren; wenn Sie die optimale Formel noch nicht gefunden haben, setzen Sie den Schwerpunkt besser auf Ruhe und Erholung. Ebenso wie bei der Nahrungsaufnahme gilt auch hier: Für den Masseaufbau lieber zuviel als zuwenig. Schlafen Sie pro Nacht wenigstens acht Stunden und: „...stehen Sie nicht, wenn Sie statt dessen sitzen können, laufen Sie nicht, wenn Sie auch gehen können, und sitzen Sie nicht, wenn Sie liegen können. Mit anderen Worten: Trainieren Sie so hart wie möglich, doch zwischen den Trainingseinheiten sollten Sie sich so weit wie möglich schonen. Jede zusätzliche Anstrengung verlängert Ihren Weg zu mehr Muskelmasse..." (Rader 1964, S. 71).

Sie müssen Faulpelze jetzt nicht länger beneiden, werden Sie einfach auch einer. John McCallum nennt das „sich gehenlassen". Doch lesen Sie selbst: „...Der fette Kater fühlt sich rundum wohl. Auch Ihnen wird diese Umstellung spürbar bekommen ... Wenn Sie sich so richtig gehenlassen, können Sie mit vielen angenehmen Nebenerscheinungen rechnen. Und Sie werden eine gewaltige Steigerung Ihrer Energiereserven erfahren, einen zuvor unbekannten Enthusiasmus beim Training. Sie werden ein neues Lebensgefühl entdekken, das einhergeht mit rapider Gewichtszunahme..." (McCallum 1970a). Glauben Sie nur nicht, umfassende Ruhephasen seien eine moderne Ergänzung unseres altehrwürdigen Programms. Schon der ehrenwerte J. C. Hise riet für schnelle Erfolge zu 21 oder 22 Stunden Freizeit pro Tag (Hise 1938). Es wäre nur zu schön, wenn sich das immer so einrichten ließe.

Wenn Sie so rasch wie möglich massig und stark werden wollen, ist es oft gar nicht so einfach, gelassen zu bleiben, selbst dann, wenn Sie begriffen haben, daß gute Fortschritte angemessene Erholungszeiten erfordern. Wenn also Erholung angesagt ist, Sie aber wieder einmal darauf versessen sind, ins Studio zu stürmen und Eisen zu stemmen – versuchen Sie, Ihrer Unruhe Herr zu werden: Das Beste, was Sie für Ihre Muskeln tun können, ist eine vollständige Regeneration von der letzten Belastung, um beim nächsten Training einen noch forcierteren Angriff auf die Hanteln starten zu können. Träumen Sie lieber von Ihrem Traumkörper, lesen Sie ein Buch oder gehen Sie ins Kino, statt außerplanmäßig das Studio aufzusuchen.

Einstellung

„Fasse Dein Ziel ins Auge, glaube daran, erreiche es." Das ist ein ernstzunehmender Rat des superstarken Bill Kazmaier (Ciola 1987). Auch Ihre Aktivitäten sollten sich auf ein Ziel richten, stecken Sie sich also eines. Beginnen Sie mit einer Vorstellung, wie Sie gern aussehen möchten. Lassen Sie Ihren Gedanken freien Lauf, und nutzen Sie Ihre Einbildungskraft, um sich ein Bild von Ihrem zukünftigen Ich zu machen. Wie würden 15 Pfund mehr Muskelmasse Ihren Körper verändern? Wie würden Sie sich dann fühlen? Welche neuen Möglichkeiten würde Ihnen diese Verwandlung eröffnen?

Damit dieses Konzept auch funktioniert, müssen Sie daran glauben. Benutzen Sie die Vision Ihres neuen Ichs, um Selbstvertrauen und Motivation zu stärken. Visieren Sie darüber hinaus auch kurzfristige Ziele an, z.B. im ersten Monat des 20er-Kniebeugenprogramms wenigstens 10 Pfund zuzulegen. Jetzt, da Sie wissen, wo es langgeht, wird es Zeit, mit dem Programm zu starten, Zeit, mit dem Erreichen Ihrer Ziele zu beginnen, Zeit, zu handeln.

„Handeln" ist der Härtetest für Ihre Motivation, die wiederum von der Vorstellung Ihres neuen Ichs und Ihrem Glauben an die Erreichbarkeit dieses Ziels gespeist wird. Bauen Sie daher fest auf die Kraft positiver Gedanken, und lassen Sie nicht davon ab. Positives Denken ist weder Scharlatanerie noch etwas, das allein Schwachköpfen hilft, die täglichen Probleme zu meistern. Vielmehr haben führende Wissenschaftler der angesehensten psychologischen Fakultäten in langjähriger Forschungsarbeit den theoretischen Hintergrund dieses Konzepts ermittelt: Die Wirksamkeit positiven Denkens gilt heute als gesichert; seine Anwendung hat weitreichende

Auswirkungen auf unser Handeln und unsere Erfolgschancen (Bandura 1977). Sie sind wirklich das, was Sie glauben zu sein!

Halten Sie den eingeschlagenen Kurs, indem Sie fest an sich glauben (Sie wissen, daß Sie es schaffen können), bleiben Sie bei Ihrem Trainingsprogramm (kämpfen Sie sich durch diese Kniebeugen, und erhöhen Sie das Gewicht wirklich jedesmal um 2,5 bis 5 kg), essen Sie genug (halten Sie an protein- und kalorienreicher Kost fest), und gönnen Sie sich soviel Erholung, wie Sie brauchen. Mit Muhammad Alis Worten ausgedrückt: Um Champion zu sein, müssen Sie selbst glauben, großartig zu sein und falls Sie das nicht können, tun Sie wenigstens so. Worauf warten Sie also noch? „...Atemkniebeugen haben schon früher zu sagenhafter Muskelmasse geführt; sie wirken auch bei Ihnen..." (Rader 1963, S. 56).

5 Die Details

(John McCallums Freund Ollie sucht nach den Schwachpunkten des Kniebeugenprogramms:) „...Da muß doch ein Haken sein; es kann doch nicht bei jedem funktionieren?“ „Paß auf,“ sagte ich, „wenn einige Leute mit Kniebeugen keine Fortschritte erzielen, so ist das Ihr Fehler. Sie machen irgend etwas falsch...“ (McCallum 1969, S. 11).

Um Sie davon abzuhalten, einen Fehler zu begehen, sind wir die Grundlagen immer wieder durchgegangen: Führen Sie Ihre Kniebeugen sauber aus, benutzen Sie schwere Gewichte, machen Sie tiefe Atemzüge, und fügen Sie bei jedem Training Gewicht hinzu; essen Sie eine Menge proteinreicher Kost und trinken Sie viel Milch; erholen und entspannen Sie sich, wann immer möglich, und bewahren Sie eine positive Einstellung. Soviel zu den Grundlagen. Hier jetzt einige Details, die Ihre Fortschritte beschleunigen werden.

Technische Optionen

Das 20er-Kniebeugenprogramm ist bewußt einfach gehalten; es setzt sich zusammen aus simplem Gerät, einigen Grundübungen und naturbelassener Kost. Um das Ganze abzurunden, werden wir nun drei technische Alternativen für all jene Leute anführen, die traditionelle Langhantelkniebeugen nicht mögen oder nicht ausführen können.

Die erste Alternative ist der Gebrauch einer gewölbten Stange; sie wurde von J. C. Hise eingeführt (Howell 1978). Die zweite ist der Einsatz des „Magic Circle" (Zauberkreises), erfunden von James E. Douglass, der J. C. Hise vermutlich so gut kannte, wie niemand sonst außerhalb von Homer in Illinois, wo Hise gelebt hat (Douglass 1988a). Die dritte Option beinhaltet die Verwendung eines Hüftgürtels und wurde von Charles A. Ramsey propagiert (Hise 1940b). John McCallum hat sich ihrer noch in jüngster Zeit erfolgreich bedient (McCallum 1970c). Jede dieser Alternativen geht also auf einen verdienten Kraftsportveteranen zurück und kann die gerade Langhantelstange bei Kniebeugen ersetzen. Lassen Sie uns sehen, was diese großen alten Männer anzubieten haben.

Eines Tages, als J. C. Hise gerade mit dem Training beginnen wollte, stellte er fest, daß sein Bruder bei der Reparatur seines Ford Model T die Langhantelstange verbogen hatte. Hise begradigte die Stange, so gut es ging, und startete mit den Kniebeugen. Doch dabei kam ihm eine Idee: Er bog die Stange erneut, um den Druck der beladenen Langhantel auf den Rücken zu verringern. Ein willkommener Nebeneffekt der gebogenen Stange war, daß diese jetzt auch nicht mehr auf dem Rücken „herumrollte“ (Howell 1978). So wurde die gewölbte Langhantelstange erfunden, die von nun an immer häufiger für schwere Kniebeugen verwandt wurde. Wer Geld sparen wollte, dem wurde geraten, sich eine Stange vom Eisenwarenhändler (mit richtigem Durchmesser sowie ausreichender Länge) zu besorgen, und diese dann selbst in eine Wölbung von ungefähr 2,5 cm zu biegen (Rader 1956a).*

Merkwürdigerweise ist die gewölbte Stange heute in Vergessenheit geraten, obwohl sie bei schweren Kniebeugen noch immer eine ausgezeichnete Alternative zur geraden Langhantelstange darstellt. Falls Sie keine gewölbte Stange zur Hand haben sollten: Auch eine gute Olympiastange sorgt für deutlich mehr Komfort bei der Ausführung schwerer Kniebeugen, da sie sich unter der Last der Gewichtsscheiben durchbiegt und so den Druck auf Schultern und Rücken besser verteilt. Der „Magic Circle“ wurde zunächst „Douglass Geschirr“ genannt.** Es handelte sich dabei um einen rechteckigen Rah-

---

* Chester O. Teegarden fertigte sozusagen das Rolls Royce-Modell unter den gewölbten Stangen: Er bog eine 2,10 m lange und 4,5 cm dicke Stahlstange an fünf Stellen bis auf eine Wölbung von 10 cm. An den Enden war diese Stange auf ca. 2,7 cm abgedreht, damit die Hantelscheiben darauf paßten; die Enden wurden hochgebogen, so daß die Scheiben nicht herunterfallen konnten. Verschlüsse waren daher nicht mehr nötig; die ausbalancierte Langhantelstange wog 22,5 kg (Teegarden 1988b).

** J. C. Hise gab der Erfindung seines Freundes den Spitznamen „Hula Hoop“, worauf sich auch Jim Douglass bezieht (Douglass 1988b, S. 2).

men, der mit Gurten an den Schultern aufgehängt und mit Gewichten beladen wurde (Douglass 1954). Die Idee hinter dem Douglass Geschirr war folgende: Bei der traditionellen Kniebeuge werden die Schultern nach vorn gedrückt, was zu einer unbequemen Haltung führt. Der Schwerpunkt des Geschirrs lag tiefer; zudem befreite es den Athleten von der Qual, schweres Gewicht auf den Schultern tragen zu müssen. James Douglass arbeitete weiter an der Verfeinerung seiner Erfindung und brachte wenig später ein verbessertes Modell in Form eines Kreises heraus (Douglass 1954). Diese Ausführung wurde jahrzehntelang von Peary Raders „Body Culture Equipment Company" unter dem Namen Magic Circle verkauft. Ebenso wie die gewölbte Kniebeugenstange wird auch der Magic Circle heute kaum noch eingesetzt, obwohl er gute Ergebnisse verspricht:

„...Im Jahre 1964 wurde das Gerät (der Magic Circle) den Lesern des ‚Iron Man' zugänglich gemacht und ist seitdem das beliebteste Ausrüstungsstück neben der Langhantel. Viele Leser haben von großartigen Erfolgen durch seine Anwendung berichtet, da sie härter – mit mehr Gewicht und trotzdem bequemer – trainieren konnten. Für viele Männer wurde der Magic Circle so zur Nr. 1 unter den Trainingsgeräten..."(Rader 1968, S. 28).

Die wenigen verbliebenen Fans des Magic Circle werden sich freuen, zu erfahren, daß J. C. Hise einen benutzte, der von James E. Douglass persönlich für ihn angefertigt worden war (Roark 1986), und daß Hise dieses Gerät als „...die beste

Erfindung aller Zeiten..." für schwere Atemkniebeugen bezeichnete (Douglass 1988b, S. 3). Der Hüftgürtel war Charles A. Ramseys Lösung, um auch Schülern mit einem „Rücken aus Glas" die Ausführung von Kniebeugen zu ermöglichen (Hise 1940b, S. 13). John McCallum hat Hüftgürtelkniebeugen einmal „...die absolut beste Methode zur Entwicklung der unteren Oberschenkel..." genannt (McCallum 1963, S. 48). Später entwickelte er sogar ein Programm, das auf dieser Übung basierte und jedem, der es ausprobierte, „...phantastische Ergebnisse..." brachte (McCallum 1970c, S. 44).

Wie der Name schon sagt, wird die Langhantel bei Hüftgürtel-Kniebeugen mit einer Kette oder einem Seil an einem schweren Gurt um die Taille befestigt: Ohne Gewicht auf den Schultern ist es entschieden einfacher, wirklich tief zu atmen, und wenn man einen Holzblock unter den Fersen plaziert, kann die Belastung genau auf die Muskeln oberhalb des Knies konzentriert werden.*

In McCallums aufsehenerregendem Experiment, das die Effizienz des von ihm entwickelten Programms für Kniebeugen mit dem Hüftgürtel beweisen sollte (McCallum 1970c), legte ein zuvor unbekannter und ganz und gar durchschnittlicher Henry Masters in nur zwei Monaten 26 Pfund Muskelmasse

---

* Die Einzelheiten zur Herstellung und Anwendung eines Hüftgürtels würden den Rahmen unseres Buchs sprengen. Wer diese Kniebeugenvariante ausprobieren möchte, muß lediglich die geringen Kosten zur Anfertigung eines passenden Gürtels in Kauf nehmen. Für eine ausführliche Anleitung siehe McCallum, 1970b.

zu, vergrößerte seinen Armumfang um fünf cm und verbesserte seine Leistung im Kreuzheben um fast 50 Prozent. Nicht schlecht für einen Mann, der schon seit eineinhalb Jahren trainierte, aber zuvor niemals „...auch nur ein Gramm..." zugenommen hatte (McCallum 1970c, S. 44). Wenn Sie noch mehr Belege für die Wirksamkeit von Hüftgürtel-Kniebeugen benötigen, so lassen Sie sich sagen, daß diese Variante der traditionellen Kniebeuge John McCallums Lieblingsübung war, um herkulische Muskelmasse auf seinen spindeldürren Körper zu packen (Rader 1967).

Auch wenn Sie bisher stets an der traditionellen Langhantelkniebeuge festgehalten haben – die Anwendung der einen oder anderen hier vorgestellten Kniebeugenvariante könnte sich als erfrischende und produktive Alternative erweisen.

Ziele: Körpergewicht, Umfang und Kraft

Ohne ein festes Ziel vor Augen werden Sie wahrscheinlich viel Zeit verschwenden, immer auf der Suche nach etwas Unbestimmtem. Haben Sie sich aber einmal für ein Ziel entschieden, können Sie den Kurs bestimmen und, wenn nötig, Korrekturen vornehmen. Doch das Wichtigste dabei ist die tiefe Befriedigung, wenn Sie Ihr Ziel erreicht haben. Lassen Sie uns daher über einige Grundziele sprechen, die untrennbar mit dem 20er-Kniebeugenprogramm verbunden sind.

Körpergewicht

Beginnen wir mit dem Körpergewicht, da es die wichtigste Determinante für Erscheinung und Kraft ist. Werden Sie sich als erstes bitte darüber klar, daß das sogenannte Normalgewicht, zu dem Ärzte oder Lebensversicherungen raten, wenig mit dem tatsächlichen Gewicht eines starken und muskulösen Athleten gemein hat. Zweitens ist ein bestimmtes Körpergewicht keine Garantie für adäquate Muskelumfänge oder Kraft – betrachten Sie die Badezimmerwaage also als ein Instrument zur groben Kontrolle; körperliche Erscheinung und Trainingsleistung sind mindestens ebenso wichtige Parameter für Ihren Fortschritt.

Es gibt eine Faustregel für die Berechnung des Körpergewichts eines starken, gut entwickelten Athleten (Brown 1967): Das Grundgewicht bei einer Größe von 1,52 m wird mit 45 kg angenommen. Für jeweils 2,5 cm darüber oder darunter addieren oder subtrahieren Sie 4,5 kg. Folglich würde das Grundgewicht für einen 1,80 m großen Mann 94,5 kg betragen: 45 kg + (11 x 4,5 kg).

Um einen Anhaltspunkt für das maximal durch Training erreichbare Körpergewicht zu erhalten, fügen Sie 13,5 bis 18 kg zum Grundgewicht hinzu. Nach dieser Formel hätte ein 1,83 m großer Mann ein Grundgewicht von 100 kg; sein maximal erreichbares Körpergewicht würde zwischen 113,5 und 117 kg betragen. Wie der Name schon sagt: Bedenken Sie bei Anwendung dieser „Faustregel", daß die ermittelten Werte nur als Anhaltspunkte dienen können und keinesfalls unumstößliche Fakten darstellen. Kleinere Leute müssen meistens dichter an ihr Maximalgewicht herankommen, um ebenso so beeindruckend auszusehen wie größere. Sportler mit zierlichem Knochenbau werden mehr Probleme haben, ihr maximales Körpergewicht zu erreichen als solche mit schwerem Knochenbau. Bei gleicher Größe werden sie vermutlich etwa 7 bis 14 kg weniger Muskelmasse aufweisen als Leute mit schwerem Knochenbau. Doch egal, ob Sie groß oder klein gewachsen, zierlich oder massiv gebaut sind – wenn Sie Ihr Grundgewicht oder Ihr muskulöses Maximalgewicht erreichen wollen und noch nicht längere Zeit nach einem produktiven Bodybuildingprogramm trainieren: Sie haben ausreichend Spielraum, um eine Menge Muskeln aufzubauen. Bereiten Sie sich also darauf vor, zu *wachsen*.

Umfang

Wenn Sie in einer Zeitschrift die Körpermaße heutiger Bodybuilder abgedruckt finden, denken Sie vielleicht, daß alle 52er Arme, einen Brustumfang von 132 cm und einen Taillenumfang von 75 cm haben; diese Masse natürlich in den richtigen Proportionen am Körper verteilt. Doch die meisten solcher oft publizierten Maße entsprechen nicht der Wahrheit (McCallum 1964; Roark 1987). Angaben dieser Art lösen nicht selten Verwirrung und Frustration bei Lesern aus, die auf der Suche nach Richtlinien für ihre mögliche Muskelentwicklung sind. Kann man überhaupt realistische Maße für den Muskelumfang errechnen? Man kann. John McCallum (1964) hat eine

Formel entwickelt, nach der Athleten erreichbare Umfänge kalkulieren können.* Ermitteln Sie mit einem Maßband Ihren Handgelenksumfang (direkt über dem hervorstehenden Knochen), und los gehts:

1. Multiplizieren Sie diese Zahl mit 6,5 und Sie bekommen eine realistische Vorstellung des Brustumfangs, den Sie erreichen können. Da der Brustkorb ein bestimmender Faktor für die gesamte Muskelmasse ist, wird dieses Maß zum Ausgangspunkt der Kalkulation aller anderen Körpermaße.
2. Bewilligen Sie sich 70 Prozent vom erreichbaren Brustumfang als mögliches Taillenmaß und 85 Prozent für die Hüften.
3. Rechnen Sie mit 36 Prozent des Brustumfangs für den Oberarmumfang und 29 Prozent für den Unterarm.
4. Nehmen Sie 53 Prozent an für den Oberschenkelumfang und 34 Prozent für die Waden.
5. Schließen Sie ab mit 37 Prozent für den möglichen Halsumfang.

Nach dieser Formel würde ein Mann mit einem Handgelenksumfang von 17,5 cm (was einen ziemlich leichten Knochenbau anzeigt) folgende Körpermaße aufweisen: Brustkorb

---

* Neben verläßlichen Angaben für die individuell mögliche Muskelentwicklung vermitteln diese Richtlinien einen guten Eindruck davon, welche wunderbaren Ergebnisse man auch ohne Drogen, exotische Ausrüstung oder bizarre Ernährungspläne erzielen kann.

114 cm, Taille 80 cm, Oberarm 41 cm, Unterarm 33 cm, Hüften 97 cm, Oberschenkel 60 cm, Waden 39 cm und Hals 42 cm. Ein Mann mit einem Handgelenksumfang von 20 cm (schwerer Knochenbau) würde dagegen die folgenden Maße haben: Brustkorb 130 cm, Taille 91 cm, Oberarm 47 cm, Unterarm 37,5 cm, Hüften 110,5 cm, Oberschenkel 69 cm, Waden 44 cm und Hals 48 cm. Athleten mit schwererem oder leichterem Knochenbau würden auf Maße kommen, die proportional kleiner oder größer sind als die in unserem Beispiel erwähnten.

Zwei Dinge aber sollten Sie auch über diese Maße nicht vergessen: Wie schon beim Körpergewicht, verwechseln Sie die Mittel nicht mit dem Zweck – vertrauen Sie eher dem Spiegel, Ihrem Gefühl und Ihrer Trainingsleistung als dem Maßband. Darüber hinaus haben Sie höchstwahrscheinlich noch nie in im Leben *ehrliche* Messungen von Muskelumfängen zu Gesicht bekommen; denken Sie daher nicht, die oben aufgestellten Richtlinien seien lächerlich konservativ – wenn Sie jemals Muskelumfänge in dieser Größenordnung erzielen, haben Sie einen Körper, auf den Sie wirklich stolz sein können.

Kraft

Wie stark können Sie werden? Wieviel Gewicht werden Sie bewältigen, wenn Sie nach diesem Programm so hart trainieren, wie Sie sollten? Welche Trainingsgewichte sind nötig, um einen herkulischen Körperbau zu erlangen?

Die Kniebeuge ist natürlich der Eckpfeiler Ihrer Bemühungen, massig und stark zu werden. Sie müssen also nur darauf achten, wieviel Gewicht Sie für zwanzig Wiederholungen in der Kniebeuge bewältigen. Es verblüfft Sie vielleicht, zu hören, daß schon 150 Prozent des Körpergewichts ein gutes *Minimalgewicht* für raschen Masseaufbau darstellt (McCallum 1968).

Denken Sie aber nur daran, wie Peary Rader mit wenig mehr als der leeren Stange begann und sich dann beständig steigerte. Auch Sie können das schaffen, wenn Sie sich an das Programm halten und hart trainieren. Die Kniebeuge ist die Grundübung, doch um Ihnen eine weitere Hilfe zur Bestimmung Ihrer Kraftziele an die Hand zu geben: Zielen Sie auf mindestens 75 Prozent Ihres Körpergewichts ab für zwölf Wiederholungen im Nackendrücken. Das ist schon ein ziemliches schweres Gewicht, aber wenn Sie sich an dieser Vorgabe orientieren, werden Sie Schultern, Arme und einen oberen Rücken entwickeln, von denen Sie bisher nicht einmal zu träumen gewagt haben (McCallum 1968). Benötigen Sie noch mehr Vorgaben?

Streben Sie wenigstens 125 Prozent Ihres Körpergewichts an für zwölf Wiederholungen vorgebeugtes Rudern, etwa das gleiche Gewicht beim Bankdrücken, und versuchen Sie beim Kreuzheben mit gestreckten Beinen dasselbe Gewicht wie bei der Kniebeuge zu erreichen. Wenn Sie diese Trainingsgewichte meistern, sollten Sie stark genug sein, um mit allen Widrigkeiten des Lebens fertig zu werden. Und wenn Sie noch höher hinaus wollen, können Sie richtig loslegen und herausfinden, wie stark Sie wirklich werden können. Nun sollten Sie verstanden haben, das Sie keinen muskulösen Körper aufbauen können, wenn Sie nicht gleichzeitig bereit sind, auch mehr Kraft zu entwickeln. Um stark zu werden, müssen Sie schwere Gewichte heben. Es ist wirklich so simpel, wie es klingt.

Protokollieren Sie Ihre Ergebnisse!

Sogar wenn Sie die Idee der Zielsetzung im Prinzip akzeptieren und beständig daran arbeiten, unsere Vorgaben zu erreichen, mögen Sie vielleicht nicht automatisch erkennen, wie wichtig es ist, Ihre Fortschritte kontinuierlich aufzuzeichnen. Ein Grund, warum Training mit Gewichten – neben all den versteckten Vorteilen – so befriedigend ist: Der Muskelzuwachs ist nicht zu übersehen. Ihre einstmals dürren Arme füllen die Ärmel Ihres Hemdes zusehends aus; vermutlich können Sie jetzt auch mehrere Curls mit einer Langhantel ausführen, die Sie wenige Monate zuvor noch nicht einmal über den Boden rollen konnten, und so weiter. Das große Plus dieser Massezunahme ist zudem, daß sie einfach zu messen und festzuhalten ist. Gehen Sie am besten folgendermaßen vor:

1. Wiegen Sie sich, und nehmen Sie Ihre Körpermaße zu Beginn des 20er-Kiebeugenprogramms. Schreiben Sie alles sorgfältig auf und betrügen Sie sich nicht selbst, indem Sie falsche Werte notieren.

2. Führen Sie ein Trainingstagebuch, in das Sie *jede einzelne* Wiederholung *jeder* Trainingseinheit eintragen.
3. Kontrollieren Sie Gewicht und Körpermaße in regelmäßigen Abständen. Nehmen Sie sich auch die Zeit, Ihre Trainingsgewichte periodisch zu überprüfen.
4. Wenn Sie wirklich einen durchschlagenden, sichtbaren Beweis Ihrer Fortschritte wünschen, lassen Sie sich zu Beginn des Programms fotografieren und wiederholen Sie dies in regelmäßigen Abständen.

Vielleicht legen Sie auch eine Grafik an, in der Sie die wichtigsten Trainingsgewichte eintragen. Wenn Sie so hart trainieren, wie Sie sollten, wird der Anblick dieser Grafik Sie sechs Wochen später garantiert umwerfen. Die meisten Leute sind es gewohnt, sich regelmäßig zu wiegen. Das ist eigentlich kein großer Umstand – gehen Sie nur sicher, die angezeigten Werte aufzuschreiben, so daß Sie Ihren Fortschritt überwachen können. Wenn Sie mit dem Training starten, werden Sie sich in der ersten Zeit wahrscheinlich kaum weiter als zwei Meter vom Maßband entfernen, und Ihren Oberarm mehrere Male pro Woche messen. Selbst wenn Sie nicht derart ausflippen sollten, die meisten Sportler gehen doch schnell dazu über, die wichtigsten Muskelumfänge fortlaufend zu messen.

Das Fotografieren ist normalerweise auch kein großes Problem: Figurbewußte Menschen werden vermutlich ohnehin jedes Foto von sich aufbewahren und diejenigen, die ihren Körper nur als Mittel zum Zweck betrachten (mehr Kraft und

Gesundheit), wird es nicht weiter kümmern, ob sie Fotos haben oder nicht. Das Trainingstagebuch aber bedarf einer ausführlicheren Betrachtung.

Das Feedback der Trainingsleistung ist eine sehr wirksame Methode, Ihr zukünftiges Verhalten zu bestimmen. Ohne Feedback tappen Sie nur im Dunkeln. Der Sinn, ein Trainingstagebuch zu führen, besteht darin, verläßliche Angaben über Ihre Leistungen zu erhalten. Es dokumentiert, von wo aus Sie gestartet sind und versorgt Sie mit Information und Motivation – beides unverzichtbare Hilfen auf Ihrem Weg zum Ziel. Wenn Sie z.B. plötzlich kein Gewicht mehr zulegen, wird Ihnen ein Blick in das Trainingstagebuch schnell verraten, daß Sie sich vielleicht nicht an Ihren Trainingsplan gehalten oder die Gewichte nicht kontinuierlich gesteigert haben.

Umgekehrt werden Sie eine höchst motivierende Bestätigung erfahren, wenn Sie feststellen, daß Sie in den letzten sechs Wochen keine Trainingseinheit ausgelassen haben, Ihr Kniebeugengewicht in dieser Zeit um 40 kg gestiegen ist, und Sie 30 Pfund solide Muskelmasse zugenommen haben. Ein korrekt geführtes Trainingstagebuch ist wirklich unersetzlich: Es wird immer unmittelbar Auskunft darüber geben, ob Sie die Gewichte in Übereinstimmung mit dem Plan gesteigert haben oder nicht. Dieses Trainingslog muß nichts Besonderes sein; jedes normale Notizbuch kann dazu umfunktioniert werden. Viele berühmte Kraftathleten und Bodybuilder haben sich gewöhnlicher Stenoblöcke bedient. Notieren Sie das Datum, und listen Sie jede einzelne Übung auf, gefolgt vom verwendeten Gewicht und der ausgeführten Anzahl von Wiederholungen. Notieren Sie diese Gewicht x Wiederholungs-Angabe für jeden Satz des Trainings. Sie können auch Information über Ihr Körpergewicht hinzufügen, einen allgemeinen Kommentar, wie Sie sich gerade fühlen oder spezielle Bemerkungen, wie eine bestimmte Übung geklappt hat. Ihr Trainingstagebuch könnte z.B. aussehen wie dieses:

8. November 1988

Fühlte mich großartig, Körpergewicht: 78 kg

Nackendrücken	55kg x 12, 55 x 12
Bankdrücken	80kg x 12, 80 x 12 – letzte Wiederhol. abgefälscht
Rudern vorgebeugt	60kg x 12, 60 x 12
Kniebeugen	110kg x 20 – hart aber gut!
Überzüge	12kg x 20
Kreuzheben	110kg x 17 – Hantel aus der Hand gerutscht, 3 übrig
Überzüge	12kg x 20
Beinheben	25 mal

Wie Sie unschwer erkennen, wird nach jeder Übung das aufgelegte Gewicht und die Anzahl der ausgeführten Wie- derholungen notiert, und das für jeden einzelnen Satz. Wo nötig, wurde eine spezielle Bemerkung hinzugefügt – sie kann erklärenden oder motivierenden Charakter haben („das nächste Mal mehr Gewicht!"), so wie es gerade angemessen erscheint.*

Ein Trainingstagebuch zu führen (und es zu studieren) ist die wohl wichtigste und produktivste Ergänzung des 20er-Kniebeugenprogramms. Die Bedeutung von Training, Ernährung und Erholung für den Erfolg des Programms ist offensichtlich; das Trainingstagebuch aber ist ein Werkzeug, das allzu oft übersehen und viel zu selten genutzt wird. Sie wissen doch: Information ist Macht. Ihr Trainingstagebuch versorgt Sie mit allen Informationen, die zur Kraftsteigerung und Gewichtszunahme notwendig sind – ein mächtigeres Werkzeug kann es gar nicht geben.

Psychische Hilfestellung

Bis hierher ist Ihnen immer wieder empfohlen worden, beim Training über Ihre Grenzen zu gehen und den Verstand einzusetzen, um den Körper zu neuen Höchstleistungen zu zwingen. Jetzt ist der Moment gekommen, ein spezielles Konzept vorzustellen, das Ihnen dabei entscheidend helfen wird. Die fundamentale Methode, zu deren Anwendung wir

---

* Für alle Leute, denen das zu umständlich ist oder die es lieber etwas feiner hätten: Novagenics bietet auch ein spezielles Trainingstagebuch (Trainingslog, 9,95 Euro) an. Eine vorgefertigte Maskengrafik und optimale Seitenaufteilung erlauben, alle wichtigen Daten innerhalb kürzester Zeit übersichtlich einzutragen.

Ihnen raten, hat viele Namen, aber lassen Sie uns die Dinge simpel halten: Wir nennen sie einfach „mentale Einstimmung". Trotz der nahezu märchenhaften Wirkungen dieser Technik sind zwei Warnungen angebracht:

Erstens: Mentale Einstimmung erfordert einen Lernprozeß. Gehen Sie also davon aus, daß Sie zunächst etwas Erfahrung damit sammeln müssen, bevor Sie voll einsteigen. Zweitens: So erstaunlich diese Technik auch ist, erwarten Sie nicht, all Ihre Probleme gleichzeitig angehen zu können – bleiben Sie erst einmal bei einem. Für das 20er-Kniebeugenprogramm jedenfalls gibt es keine bessere Methode, die Gewichte bei der Kniebeuge immer weiter hochzuschrauben. Später können sie mentale Einstimmung natürlich auch für jeden anderen Zweck einsetzen.

Konzentrieren wir uns zuerst auf die Grundlagen. Eine Möglichkeit, im Training den Verstand wirklich optimal zu nutzen, ist die, sich ein Bild des gewünschten Erfolges zu machen. Indem Sie sich zunächst nur vorstellen, was passieren soll, wird es für den Körper viel einfacher, dieser Vorgabe zu folgen. Das Ganze funktioniert so:

Sie werden lernen, einen sehr tiefen Zustand der Entspannung zu erreichen. Das erleichtert die bildliche Vorstellung Ihres Zieles ungemein. Dann werden Sie sich die gewünschte Szenerie ausmalen – bis ins kleinste Detail, inklusive aller nur möglichen Sinneswahrnehmungen. Sie werden diese Szene viele Male „im Kopf" erleben, ehe sie Realität wird. Kurz bevor Sie die kritische Aufgabe schließlich angehen, durchlaufen Sie eine letzte mentale Einstimmung. Erst dann werden Sie diese Aufgabe oder Szenerie aktiv ausführen oder erleben. Es ist nicht so kompliziert, wie es auf den ersten Blick scheinen mag und die Ergebnisse sind wirklich fabelhaft.

Auch ohne alle Einzelheiten zu kennen, können Sie Ihre Fortschritte durch diese Art mentalen Trainings enorm steigern, wenn es in einem Zustand tiefer Entspannung durchgeführt wird. Viele Wege führen zu diesem Ziel, doch drei grundlegende Methoden haben sich hervorragend bewährt: tiefe Atmung, progressive Entspannung und autogenes Training. Lassen Sie uns diese Techniken kurz betrachten, bevor wir ein Programm für mentales Training zusammenstellen, das Ihre Kniebeugengewichte in ungeahnte Höhen katapultieren wird.

Tiefe Atmung ist eigentlich genau das, was der Begriff schon andeutet. Machen Sie langsame, tiefe Atemzüge, die nicht nur die oberen Lungen, sondern auch das Zwerchfell prall mit Luft füllen. Zur Kontrolle, ob Sie wirklich genug Luft inhalieren, legen Sie sich auf den Rücken und atmen einige Male tief durch. Wenn sich sich nur Ihr Brustkorb hebt und senkt, der Bauch aber nicht bewegt, atmen Sie nicht richtig – die Bauchdecke muß sich dabei heben und senken.

Progressive Entspannung erfordert das systematische Anspannen und Entspannen Ihrer Muskeln (Jacobson 1938). Die Idee dahinter ist, daß gleichzeitige Muskelanspannung und -entspannung unvereinbar sind. Dafür müssen Sie aber zunächst lernen, beide Zustände deutlich zu unterscheiden. Das geschieht am besten, wenn die Muskeln im Wechsel an- und entspannt werden; darüber hinaus erreichen Sie so allgemeine, tiefe Entspannung.

Autogenes Training ist unter osteuropäischen Athleten sehr verbreitet (Garfield und Bennett 1985). Diese Technik ermöglicht die Kontrolle erstaunlich vieler innerer Funktionen, einschließlich vieler Abläufe, von denen man bisher immer angenommen hatte, daß sie sich (wie z.B. die Herzfrequenz) der bewußten Kontrolle entziehen. Unsere Anwendung autogenen Trainings zielt aber nicht darauf ab, diese Technik voll auszureizen; Sie sollen sie vielmehr dazu nutzen, Ihren Körper durch verbale Formeln zu entspannen. Einige Menschen erreichen mit einer der drei angeführten Entspannungstechniken bessere Resultate als mit den beiden übrigen. Wir empfehlen Ihnen also, alle erst einmal zu testen, um dann die für Sie optimale herauszufinden.

Suchen Sie für Ihre Entspannungsübungen einen ruhigen Ort auf, wo Sie sich hinlegen können, es angenehm warm haben und nicht gestört werden: Das kann ein Park sein, der Strand oder Ihr Schlafzimmer. Ihre Kleidung sollte Sie nicht beengen – lockern Sie geschlossene Gürtel oder Kragen, auch Ihre Schuhe ziehen Sie besser aus. Abgesehen von der Atmung, sollten Sie sich während der gesamten Übung nicht bewegen. Daher müssen Sie so bequem wie möglich ruhen. Legen Sie sich auf den Rücken, ohne die Beine zu kreuzen. Plazieren Sie die Arme seitlich am Körper, oder kreuzen Sie

Ihre Hände leicht über der Taille. Obwohl Sie nicht einschlafen sollen, ist es hilfreich, die Augen zu schließen. Atmen Sie einige Male langsam und tief durch; achten Sie darauf, daß sich Ihr Bauch dabei hebt und senkt. Lassen Sie die Luft durch die Nase ein- und durch den Mund ausströmen. Wenn Sie einatmen, stellen Sie sich vor, daß eine milde, aber starke Welle Ihren Körper wie eine warme Decke umhüllt; wenn Sie ausatmen, sollten Sie vor Ihrem inneren Auge sehen, wie Stress, Anspannung und Sorgen von der zurückweichenden Welle fortgetragen werden. Nach wenigstens drei oder vier solcher Atemzüge lassen Sie den Kopf langsam kreisen, spannen die Schultern vorsichtig an und ziehen ein paar Grimassen, um Ihre Gesichtsmuskeln zu kontrahieren und wieder zu lockern. Dann entspannen Sie sich total.

Solche ersten Übungen konzentrieren sich exakt auf die am häufigsten verspannten Körperstellen und helfen Ihnen, diese zu lockern. Nun sollten Sie sich schon viel entspannter fühlen (Ihre Entspannungsfertigkeiten werden sich mit zunehmender Praxis noch erheblich verbessern).

Als nächstes gehen Sie zu den Zehen und Füßen über – Sie spannen die Muskeln an, halten die Spannung für eine Sekunde, und entspannen wieder. Warten Sie ein oder zwei Sekunden, bevor Sie das Gleiche mit Ihren Wadenmuskeln machen: kontrahieren, Spannung für eine Sekunde halten und lockern. Nach einer kurzen Pause gehen Sie zu den Oberschenkeln über. Wiederholen Sie diesen Vorgang mit Hüften, Bauch, Brust und unterem Rücken, Schultern und oberem Rücken, dem Hals und schließlich mit dem Gesicht. Gehen Sie aber umsichtig vor. Spannen Sie die Muskeln nicht so fest an, daß sie verkrampfen – kontrahieren Sie sie gerade soviel, daß Sie eine klare Vorstellung des Spannungsgefühls bekommen, und entspannen Sie dann wieder. Jetzt atmen Sie zwei- oder dreimal tief ein – gerade so, wie Sie es zu Beginn dieser Übung getan haben.

Mittlerweile sollten Sie sich deutlich entspannter fühlen als zu Anfang, doch wir werden noch einen Schritt weitergehen, um wirklich tiefe Entspannung zu erreichen. Wir beginnen mit dem rechten Bein. Sagen Sie: „Mein rechtes Bein ist warm und schwer. Ich bin völlig entspannt." Wiederholen Sie diese Formel fünf Mal, ehe Sie sich dem linken Bein zuwenden. Darauf folgt der rechte Arm, dann der linke. Schließlich sprechen Sie fünf Mal: „Mein ganzer Körper ist warm und schwer. Ich bin völlig entspannt." Jetzt sollten Sie das Gefühl haben, hellwach zu sein, aber Ihren Körper nicht mehr spüren. Nun sind Sie soweit, sich mental auf die Szenen Ihres Erfolges einzustimmen!

Wir werden jetzt im Kopf einen erfolgreichen Satz Kniebeugen durchspielen. Merken Sie sich: Die gleiche Technik kann wirklich auf jeden Aspekt Ihres Lebens angewandt werden. Stellen Sie sich also Ihr Studio oder Ihren Trainingsraum vor; malen Sie sich das Bild in allen Details aus. Wie erscheint der Raum? Vertraute Gerüche? Klänge? Stellen Sie sich die Langhantelstange vor, beladen mit genau dem Gewicht, das Sie für ihre Kniebeugen benötigen – wenn Sie die Scheiben im Geiste auf die Stange schieben, kann Ihnen das helfen, eine genaue Vorstellung zu formen. Starren Sie die Hantel an und treten Sie darunter. Haben Sie keine Angst davor, sich einzugestehen, daß sie schwer ist – sie ist es, aber Sie heben sie heraus und gewinnen so an Selbstvertrauen. Dann führen Sie alle Wiederholungen aus, die Sie sich vorgenommen haben – *spüren* Sie jede Wiederholung und mogeln Sie nicht, indem Sie eine auslassen! Wenn Sie den Satz beendet haben, legen Sie die Hantel zurück und sprechen sich ein Lob aus: Guter Satz!

Durchlaufen Sie diese Prozedur vor jedem Training mindestens zwei Mal – vielleicht abends vor dem Einschlafen. Kurz bevor Sie die Kniebeugen im Studio wirklich angehen, suchen Sie eine ruhige Ecke, setzen sich für ein paar Minuten, und gehen eine abgekürzte Version Ihres mentalen Trainings durch. Falls Sie die Ablenkungen um sich herum nicht abschirmen können, bedecken Sie den Kopf mit einem Handtuch – das mag lustig aussehen, aber es funktioniert, und niemand wird hinterher über Ihre Resultate lachen.

Gehen Sie direkt nach Beendigung dieser letzten mentalen Einstimmung zu den Tatsachen über. Sie werden staunen, wie stark Sie plötzlich sind: Nachdem John McCallum bei der Kniebeuge monatelang nicht über drei Wiederholungen mit 430 Pfund hinausgekommen war, wendete er dieses System an, und ihm gelangen drei saubere Wiederholungen mit 500 Pfund (McCallum 1965). Das können Sie auch! Absolut nichts kann Sie jetzt mehr aufhalten.

Nachwort

„...Durch eine Wette bekam ich Marvin vor einigen Jahren soweit, daß er mit Krafttraining begann. Das war ein Fehler. Er bekam richtig Spaß daran. Marvins Trainingsmethoden waren ebenso simpel wie er selbst. Er verwandelte sich von einem dürren in einen massigen Spinner, allein indem er dreimal wöchentlich Kniebeugen trainierte und alles aß, was nicht zurückbiß. Marvin meidet reguläre Arbeit wie die Pest. Sein einziges Interesse ist der Strand. Er stolziert mit geschwellter Brust herum, verschlingt Hamburger und kickt allen Leuten Sand ins Gesicht...“ (McCallum 1968a, S. 13)*

Wenn Marvin massig und stark werden konnte, können Sie es auch – aber bereiten Sie sich schon einmal auf Ihr neues Ich vor. Sollten Sie sich strikt an das 20er-Kniebeugenpro-

* Wahre McCallum-Fans werden bemerken, daß dieses Zitat aus dem Kontext genommen wurde, aber – mit gebührender Entschuldigung an Marvin und John – wir wollten trotzdem nicht darauf verzichten: Es trifft den Kern dieses Buches nur zu gut.

gramm halten, werden Sie plötzlich im Rampenlicht stehen: Sie werden *Muskeln* aufbauen, und genauso werden Sie auch aussehen – muskulös. Nicht jeder wird am Ende ein John Grimek oder Arnold Schwarzenegger, aber jeder kann einen überaus beeindruckenden Körper aufbauen, und die Ergebnisse harten Trainings werden sich in vielen Bereichen ihres Lebens offenbaren.

Doch neben Ihren Fortschritten, all der neugewonnenen Muskelmasse und Kraft, sollten Sie auch ein Bewußtsein für die damit verbundene Verantwortung entwickeln: bescheiden mit Ihrer Kraft umzugehen. Seit Jahrzehnten weiß man, daß harte Bodybuilding-Programme enorme Vorteile für die persönliche Entwicklung bieten und Kraft, Gesundheit sowie das Aussehen verbessern. Leider führte aber ein Umstand dazu, daß Gewichttraining selbst heute noch nicht die Anerkennung gefunden hat, die es verdient. Ich meine die scheinbar zwanghafte Neigung einiger weniger Kraftsportler, sich in der Öffentlichkeit zu produzieren. Wir alle kennen diese Vögel: Die Leute mit den berühmten „Rasierklingen unter den Achseln" oder, schlimmer noch, die brutalen Rowdies. Sehen Sie es als kleinen Obulus, durch den Sie etwas zurückzahlen für die immensen Vorteile, die Ihnen das Krafttraining eröffnet hat: Sie sind jetzt ein öffentlicher Botschafter unseres Sports (McCallum 1966).

Erweisen Sie sich dieses Amtes würdig, und zollen Sie so dem Sport den fälligen Tribut, der Ihnen so viel ermöglicht hat. Ende des Vortrags.

Literaturverzeichnis

Anderson, P.: Squatting for Power, in: Muscular Development, 1. Jahrg., Nr. 11 (November 1964), S. 20–22

Balik, J.: Editorial – Arnolds Secrets, in: IRONMAN,* 47. Jahrg., Nr. 7 (Juli 1988), S. 7

Bandura A.: Self-Efficiacy: Toward a Unifying Theory of Behavioral Change, in: Psychological Review, 84. Jahrg., Nr. 2 (März 1974), S. 191–215

Benjamin, R.: The Deadlift (aus der Serie „Foundation Training"), in: Powerlifting USA, 6. Jahrg., Nr. 12 (Ju ni 1983), S. 36–37

---

* Anmerkung zu den Zitaten aus dem „Iron Man": Die ersten Ausgaben dieses Magazins sind undatiert, da es zunächst in unregelmäßigen Abständen erschien. Wo solche Ausgaben angeführt werden, ist das Erscheinungsdatum geschätzt worden (z.B.: ca. 1937). 1986 übernahm John Balik die Zeitschrift von Peary Rader und änderte ihren Titel von „Iron Man" in IRONMAN.

Berry, M. H.: Chest Improvement Through Vigorous Leg Exercise, in: The Strong Man, 1. Jahrg., Nr. 5 (Ok tober 1931), S. 18–19ff

Berry, M. H.: One Reader, in: The Strong Man, 2. Jahrg., Nr. 3 (Februar 1932), S. 45 (a)

Berry, M. H.: An Idea Worth Trying In Body Building, in: The Arena and Strength, 17. Jahrg., Nr. 5 (August 1932), S. 16– 19ff (b)

Berry, M. H.: If You Are Looking For Secrets, in: The Arena and Strength, 17. Jahrg., Nr. 12 (März 1932), S. 14–17ff (a)

Berry, H. M.: Specialized Improvement Measures Outlined, in: The Arena and Strength, 18. Jahrg., Nr. 2 (Mai 1933), S. 14–17ff (b)

Berry, H. M.: Found – A Growing Exercise, in: The Arena and Strength, 18. Jahrg., Nr. 3 (Juni 1933), S. 14–17ff (c)

Berry, M. H.: Right And Wrong Methods, in: The Arena and Strength, 18. Jahrg., Nr. 5 (August 1933), S. 13–16ff (d)

Berry, M. H.: I'll Do Anything To Gain Weight, in: The Arena and Strength, 19. Jahrg., Nr. 1 (April 1934), S. 11–14ff

Bickel, V.: Maximum Nutrition for Maximum Muscular Gains, in: Iron Man, 23. Jahrg., Nr. 3 (Januar/Februar 1964), S. 16–17ff

Brainum, J.: Ergogenics (Part I), in: IRONMAN, 46. Jahrg., Nr. 6 (September 1987), S. 42–45 (a)

Brainum, J.: Ergogenics (Part II), in: IRONMAN, 47. Jahrg., Nr. 7 (November 1987), S. 60–63 (b)

Brainum, J.: Pec Perfection, in: IRONMAN, 47. Jahrg., Nr. 10 (Oktober 1988), S. 112–118ff

Brown, B.: What Should You Weigh? in: Iron Man, 26. Jahrg., Nr. 3 (März 1967), S. 30– 32ff

Charles, D.: Powerhouse Thighs, in: IRONMAN, 47. Jahrg., Nr. 6 (Juni 1988), S. 36–40ff

Ciola, T.: Bill Kazmaier – Rapping with One of the World's Strongest Men, in: Iron Man, 46. Jahrg., Nr. 1 (Oktober/November 1986), S. 54ff

Cleveland, G.: Mel Hennesy [sic] – Super Bodybuilder, in: Strength & Health, 34. Jahrg., Nr. 3 (März 1966), S. 28–29ff

Coyle, R.: Squats: The Natural Maxibolic (Part I), in: IRONMAN, 47. Jahrg., Nr. 11 (November 1988), S. 61–62

Davis, A.: Let's Get Well, Harcourt, Brace & World Inc., New York 1965

Douglass, J. [E.]: More About the Douglass Harness, in: Iron Man, 14. Jahrg., Nr. 2 (August/September 1954), S. 36ff

Douglass, J. E.: Persönliches Gespräch, 18. Mai 1988 (a)

Douglass, J. E.: Persönliches Gespräch, 9. August 1988 (b)

Draper, D.: Get Serious, in: On Target With Dave Draper, Capitola CA 1988

Drummond, M.: Association Notes, in: The Arena and Strength, 18. Jahrg., Nr. 11 (Februar 1934), S. 36–38 (a)

Drummond, M.: Association Notes, in: The Arena and Strength, 19. Jahrg., Nr. 4 (August 1934), S. 41–43ff (b)

Eells, R. G.: A Larger More Shapely Chest Can Be Yours, Roger Eells 1940 (a)

Ells, R. [G.]: Specialization, in: Vim, 1. Jahrg., Nr. 6 (Juli 1940), S. 5 ff (b)

Garfield, C. A.; Bennett, H. Z.: Peak Performance, Warner Books Inc., New York 1985

Gironda, V.: In Defense of Cholesterol, in: Iron Man, 35. Jahrg., Nr. 5 (Juni/Juli 1976), S. 17ff

Glossbrenner, H.: History's Strongest Man: The Story of Paul Anderson, in: IRONMAN, 46. Jahrg., Nr. 5 (Juli 1987), S. 18ff

Grace, F.: In Defense of Cholesterol, in: Iron Man, 36. Jahrg., Nr. 5 (Juni/Juli 1977), S. 23ff

Grimek, J. C.: Yesterday & Today – George Jowett: Strength Pioneer, in: IRONMAN, 47. Jahrg., Nr. 5 (Mai 1988), S. 104–107

Hatfield, F. C.: Ultimate Sports Nutrition, Contemporary Books Inc., Chicago 1987

Hepburn, D.: Body Power: How to Develop It, in: Iron Man, 21. Jahrg., Nr. 1 (August/September 1961), S. 29ff

Herrick, R. T.; Stone, M.; Herrick, S.: Knee Injuries of Strength-Power Athletes, in: Ironsport, 1. Jahrg., Nr. 1 (März/April 1987), S. 41–43

Hise, J. C.: Strong Men Made Easy (Part I), in: Iron Man, 2. Jahrg., Nr. 2 (ca. 1937), S. 6–8 (a)

Hise, J. C.: Strong Men Made Easy (Part II), in: Iron Man, 2. Jahrg., Nr. 3 (ca. 1937), S. 11–15 (b)

Hise, J. C.: The Secret of Superb Physical Development, in: The Weight-Lifter (Hrsg. Jim Evans), Sonderausgabe (ca. 1938)

Hise, J. C.: Shapeliness Simplified, in: Vim, 1. Jahrg., Nr. 6 (Juli 1940), S. 12ff (a)

Hise, J. C.: The Value of the Squat, in: Vim, 1. Jahrg., Nr. 9 (Oktober 1940), S. 12–15ff (b)

Hise, J. C.: The Value of the Squat (continued), in: Vim, 1 . Jahrg., Nr. 11 (November 1940), S. 12–15ff (c)

Hise, J. C.: Gains, Gaining and Gainers, in: Vim, 2. Jahrg. Nr. 5 (Mai 1941), S. 16–17ff

Howell, F. R.: The Hise Shoulder Shrug, in: Iron Man, 26. Jahrg., Nr. 4 (April/Mai 1967), S. 24ff

Howell, F. [R.]: Joseph C. Hise – Pioneer of Power Lifting, in: Iron Man, 37. Jahrg., Nr. 4 (Mai 1978), S. 32–33ff

Howell, F. R.: The Mysterious Hise Shrug, in: Iron Man, 46. J ahrg., Nr. 1 (November 1986), S. 44–45ff

Howell, F. R.: Persönliches Gespräch, 27. März 1988 (a)

Howell, F. R.: Persönliches Gespräch, 26. Mai 1988 (b)

Jackson, A. W.: Persönliches Gespräch, 10. September 1988

Jacobson, E.: Progressive Relaxation, University of Chicago Press, Chicago 1938

Kallos, A.: Breathing Squat Program for Fabulous Gains, in: Iron Man, 22. Jahrg., Nr. 6 (Juni/August 1963), S. 16–17ff

Kennedy, R.: Beef It! Upping the Muscle Mass, Sterling Publishing Co. Inc., New York 1983

Kirschmann, J. D.; Dunne, L. J.: Nutrition Almanac (2. Aufl.), McGraw-Hill Book Company, New York 1984

Klein, S.: The Heavy Deep-Knee Bend: How it Began, in: Muscular Development, 1. Jahrg., Nr. 10 (Oktober 1964), S. 23ff

Lambert, E. J.: Top 100 275's, in: Powerlifting USA, 11. Jahrg., Nr. 6 (Januar 1988), S. 41

Lawson, L.: Paul Anderson: Modern Superman – And How He Trains, in: Iron Man, 15. Jahrg., Nr. 5 (Februar/März 1956), S. 10–14ff

Leistner, K.: More from Ken Leistner, in: Powerlifting USA, 11. Jahrg., Nr. 10 (Mai 1988), S. 27

McCallum, J.: Leg Specialization for Bulk, in: Strength & Health, 31. Jahrg. (September 1963), S. 24–25ff

McCallum, J.: Your Measurements, in: Strength & Health, 32. Jahrg., Nr. 12 (November 1964), S. 12–13ff

McCallum, J.: Concentration – Part III (aus der Serie „Keys to Progress"), in: Strength & Health, 33. Jahrg., Nr. 9 (September 1965), S. 12–15ff

McCallum, J.: Public Relations (aus der Serie „Keys to Progress"), in: Strength & Health, 34. Jahrg., Nr. 3 (März 1966), S. 12–13ff

McCallum, J.: Parallel Bar Dips (aus der Serie „Keys to Progress"), in: Strength & Health, 35. Jahrg., Nr. 6 (Juni 1967), S. 14–15ff (a)

McCallum, J.: The Basic Exercises – Part I (aus der Serie „Keys to Progress"), in: Strength & Health, 35. Jahrg., Nr. 8 (August 1967), S. 14–15ff (b)

McCallum, J.: Trimming Down (aus der Serie „Keys to Progress), in: Strength & Health, 36. Jahrg., Nr. 2 (Februar 1968), S. 12–13ff (a)

McCallum, J.: Bulking Up (aus der Serie „Keys to Progress"), in: Strength & Health, 36. Jahrg., Nr. 11 (November 1968), S. 12–13ff (b)

McCallum, J.: The Right Way (aus der Serie „Keys to Progress"), in: Strength & Health, 37. Jahrg., Nr. 1 (Janu ar 1969), S. 10–11ff

McCallum, J.: Softening Up for Gains – Part III (aus der Serie „Keys to Progress"), in: Strength & Health, 38. Jahrg. (Februar 1970), S. 56–57ff (a)

McCallum, J.: Hip Belt Squats (aus der Serie „Keys to Progress"), in: Strength & Health, 38. Jahrg., Nr. 3 (März 1970), S. 50–51ff (b)

McCallum, J.: The Hip Belt Squat Routine (aus der Serie „Keys to Progress"), in: Strength & Health, 38. Jahrg., Nr. 4 (April 1970), S. 44–45ff (c)

McCallum), J.: Gain Weight to Build Your Arms – Part IV (aus der Serie „Keys to Progress"), in: Strength & Health, 39. Jahrg., Nr. 4 (April 1971), S. 40–41ff

McCallum, J.: The Super Bulk and Power Thing – Part III (aus der Serie „Keys to Progress"), in: Strength & Health, 40. Jahrg., Nr. 8 (September 1972), S. 62–63ff

Page, B.: The Squat – Master Exercise, in: Iron Man, 20. Jahrg., Nr. 2, (September/Oktober/November/Dezember 1960), S. 34ff

Page, B.: The Rader Chest Pull Revisited, in: Iron Man, 45. J ahrg., Nr. 6 (August/September 1986), S. 14

Paschall, H. B.: Training for the Working Man, in: Iron Man, 11. Jahrg., Nr. 6 (April/Mai 1952), S. 10–13ff

Paschall, H. B.: The Passing Show, in: Iron Man, 13. Jahrg., Nr. 5 (Februar/März 1954), S. 16–18 (a)

Paschall, H. B.: The Passing Show, in: Iron Man, 14. Jahrg., Nr. 3 (Oktober/November 1954), S. 14–17ff (b)

Paschall, H. B.: The Strongest Man Who Ever Lived, in: Iron Man, 15. Jahrg., Nr. 4 (Dezember 1955 / Januar 1956), S. 20– 21ff

Pride, B.: The Life and Death of C. A. Ramsey, in: Iron Man, 14. Jahrg., Nr. 2 (August/September 1954), S. 34ff

Rader, P.: A Personal Message From Your Editor, in: Iron Man, 2. Jahrg., Nr. 2 (ca. 1937), S. 3

Rader, P.: The Story of Joseph Curtis Hise, in: Iron Man, 3. Jahrg., Nr. 4 (ca. 1938), S. 4–10

Rader, P.: The Iron Man: The Deep Knee Bend Vindicated, in: Iron Man, 3. Jahrg., Nr. 5 (ca. 1939), S. 23ff (a)

Rader, P.: Strength – Health and Development for All, in: Iron Man, 3. Jahrg., Nr. 6 (ca. 1939), S. 12–15 (b)

Rader, P.: The Bodybuilder's [sic] Friend – The Deep Knee Bend, in: The Iron Man, 4. Jahrg., Nr. 1 (Februar/März 1941), S. 11–16

Rader, P.: Developing the Chest Through Maximum Rib Box Expansion: An Amazing New Exercise, in: Iron Man, 11. Jahrg., Nr. 4 (November/Dezember 1951), S. 26ff

Rader, P.: Developing Great Strength (Your Complete Bodybuilding Program, Part XI), in: Iron Man, 13. Jahrg., Nr. 5 (Februar/März 1954), S. 10–13ff

Rader, P.: The Squat – Greatest Single Exercise... It's History, Benefits, and Performance, in: Iron Man, 15. Jahrg., Nr. 1 (Juni/Juli 1955), S. 22–26ff (a)

Rader, P.: Anderson Makes World Record At Senior Nationals, in: Iron Man, 15. Jahrg., Nr. 2 (August/September 1955), S. 24–29 (b)

Rader, P.: The Rader Master Bodybuilding and Weight Gaining System (Copyright 1946 Peary Rader; überarbeitete Version 1956) (a)

Rader, P.: The Squat – Greatest Single Exercise ... The Master Exercise ... A Complete Weigth Gaining Course, in: Iron Man, 15. Jahrg., Nr. 6 (April/Mai 1956), S. 18–23ff (b)

Rader, P.: News Flash, in: Iron Man, 15. Jahrg., Nr. 4 (Dezember 1955/Januar 1956), S. 14 (c)

Rader, P.: The Fabulous Feats of Paul Anderson, in: Iron Man, 20. Jahrg., Nr. 4 (März 1961), S. 20–21ff

Rader, P.: Editor's Note, in: Iron Man, 22. Jahrg., Nr. 6 (Juli/August 1963), S. 54 ff

Rader, P.: Squat – Still King of Exercises, in: Iron Man, 24. Jahrg., Nr. 1 (Oktober / November / Dezember 1964), S. 24– 26ff

Rader, P.: The Squat & Twenty Reps for Fast Gains – Gain a Pound a Day, in: Iron Man, 26. Jahrg., Nr. 3 (März 1967), S. 14–15ff

Rader, P.: How to Use the Magic Circle for Outstanding Results, in: Iron Man, 27. Jahrg., Nr. 3 (März 1968), S. 28–30ff

Rader, P.: Iron Man Honors Paul Anderson – A Great Man, in: Iron Man, 28. Jahrg., Nr. 4 (Mai 1969), S. 12–14

Rader, P.: Persönliches Gespräch, 11. September 1988

Ramsey, C. A.: Persönliches Gespräch (Brief an Chester O. Teegarden), 18. November 1940

Roark, J.: Hintergrundartikel über ein Interview von J. C. Hise und Joe Roark mit Glen Ellis, ohne Verfasser, in: The Roark Report, Ausgabe 8 (August/September 1986), S. 2–8

Roark, J.: Measurements & Malarkey, in: IRONMAN, 46. Jahrg., Nr. 6 (September 1987) , S. 117–118

Roark, J.: Persönliches Gespräch, 7. Mai 1988

Salvati, M.: Power & Bulk Training in Your Bedroom, in: Iron Man, 24. Jahrg., Nr. 1 (Oktober / November / Dezember 1964), S. 28–29

Schwarzenegger, A.; Hall, D. K: Arnold: The Education of a Bodybuilder, Simon & Schuster, New York 1979

Smith, C. A.: Persönliches Gespräch, 28. Mai 1988

Smith, C. A.: Persönliches Gespräch, 6. Juni 1988

Stephens, H.: Positive & Fast Weight Gaining, in: Iron Man, 23. Jahrg., Nr. 1 (September/Oktober 1963), S. 10–12ff

Strossen, R. J.: Ironmind's Intent and Purpose (Ironmind-Kolumne), in: IRONMAN, 47. Jahrg., Nr. 9 (Sep tem ber 1988)

Strossen, R. J.: Overcoming Limits (aus der Ironmind-Kolumne), in: IRONMAN, 47. Jahrg., Nr. 10 (Oktober 1988), S. 17–18

Strosser [sic], R. J.: How I Gained 30 Lbs. of Muscle in 6 Weeks (nach Gespräch mit dem Hrsg.), in: Iron Man, 28. Jahrg., Nr. 2 (Dezember 1968/Januar 1969), S. 36ff

Teegarden, C. O.: A Superior Pullover – As Taught by C. A. Ramsey, in: Iron Man, 4. Jahrg., Nr. 5 (Februar/März 1942), S. 7–8

Teegarden, C. O. (Hrsg.): The Training Programs of Louis Abele, 2. Ausgabe, The Strong Barbell Company, Lafayette IA 1948

Teegarden, C. O.: Persönliches Gespräch, 18. Juni 1988 (a)

Teegarden, C. O.: Persönliches Gespräch, 15. Nov. 1988 (b)

Todd, T.: Inside Powerlifting, Contemporary Books Inc., Chicago 1978

Todd, T.: Karl Klein and the Squat, in: National Strength & Conditioning Association (NSCA) Journal, 6. Jahrg., Nr. 3 (Juni/Juli 1894), S. 26–31ff

Todd, T.: Persönliches Gespräch, 2. Februar 1988

Willoughby, D. P.: The Super Athletes, A. S. Barnes & Co. Inc., Cranbury NJ 1970

Willoughby, D. P.: Feats of Strength: Examples of Leg Strength, in: Iron Man, 40. Jahrg., Nr. 2 (Dezember 1980/ Januar 1981), S. 34–35 ff

Wright, J.: This New Era, in: The Arena and Strength, 19. Jahrg., Nr. 1 (April 1934)

Zeller, A.: The Life and Times of Reg Park, in: Muscular Development, 25. Jahrg., Nr. 7 (Juli 1988), S. 22–27

Über den Autor

Randall J. Strossen kam im Alter von acht Jahren erstmals mit Krafttraining in Berührung; sein Onkel nahm ihn mit in das Studio, wo er trainierte. Mit 13 Jahren erhielt Randall seinen ersten Satz Gewichte, ein Standardpaket von 50 kg. Noch heute ärgert er sich darüber, daß nicht er, sondern seine zierliche Mutter die Hanteln ohne Anstrengung aus dem Geschäft zum Auto trug.

Einige Jahre später, erheblich stärker, aber nicht viel massiger, folgte Randall zum ersten Mal dem hier beschriebenen Trainingsprogramm und legte in sechs Wochen über 30 Pfund Muskelmasse zu – ein so dramatischer Erfolg, daß die Zeitschrift „Iron Man" in der Januarausgabe 1969 darüber berichtete. Kurz danach bewältigte er im Reißen 250 Pfund, schaffte in der Kniebeuge fünf Wiederholungen mit 405 und im Kreuzheben 495 Pfund – ohne Drogen und Bandagen waren das im Jahre 1969 sehr respektable Leistungen für einen Siebzehnjährigen mit 81 kg Körpergewicht. Randall hat nie vergessen, welche Wunder das 20er-Kniebeugenprogramm für ihn bewirkt hat. Selbst als er dieses Buch schrieb, hielt er sich an die hier niedergeschriebenen Empfehlungen und trainierte Kniebeugen mit 20 Wiederholungen und gut über 300 Pfund. Nachdem er an der „Stanford University" seinen Doktor in Psychologie erworben hatte, trat Randall in die „Bank of America" ein, wo er zunächst Vizepräsident der Marketingabteilung wurde, dann Vizepräsident der Produktentwicklung. Vier Jahre später ging er zu „Coopers & Lybrand", wo er drei Jahre als Berater tätig war, als er die Firma verließ, um unabhängiger Berater und freischaffender Autor zu werden. 1988 gründete Randall die „IronMind® Enterprises", ein Unternehmen, das sich die Leistungssteigerung in den Kraftsportarten zum Ziel gesetzt hat. „IronMind® Enterprises" entwickelt neue Techniken und Verfahren auf der Basis psychologischer Forschung. Die Philosophie der Firma ist: „Stronger minds, stronger bodies".

Randall ist nicht nur ein begeisterter Kraftsportler, er hat sich in vielen Sportarten erfolgreich betätigt – vom Eishockey bis zum Bergsteigen, vom Radrennen bis hin zum Ringen – und hat neben sportlichen auch viele akademische, geschäftliche und journalistische Auszeichnungen erhalten. Zur Zeit schreibt er die Sportpsychologie-Kolumne für den IRONMAN; Artikel von ihm erscheinen auch in den Magazinen „Powerlifting USA" und „Ironsport".

Hier bitte Ihre Adresse eintragen

Vorname

Nachname

Straße

Straße

Land PLZ Ort

Ort

Telefon-Nr. für eventuelle Rückfragen

email-Adresse

email-Adresse

LUFTPOST
PAR AVION
PRIORITAIRE

NE PAS AFFRANCHIR
NICHT FREIMACHEN

RÉPONSE PAYÉE / WERBEANTWORT
ALLEMAGNE

Novagenics Verlag
Postfach 1163

D-59701 Arnsberg